ACCOMPAGNER LES PERSONNES EN FIN DE VIE

Michel BON

ACCOMPAGNER LES PERSONNES EN FIN DE VIE

Préface du Docteur Jacques DONNARS

Éditions L'Harmattan
5-7, rue de l'École-Polytechnique
75005 Paris

En couverture : le dieu égyptien Anubis accompagnant la défunte.
Dessin de Stéphane Rossini.

ISBN : 2-7384-2316-7

A POL BON, mon père, homme d'énergie et d'amour, qui a rendu l'âme en 1963 en me tenant la main;

A tous les séro-positifs et à tous les malades du sida; qu'ils transmutent ce nouveau risque de mort en plus-être et en amour;

A tous ceux qui accompagnent les personnes en fin de vie, professionnels, amis ou bénévoles; qu'ils rayonnent la joie et l'amour;

A tous les êtres qui vivent et qui mourront; qu'ils atteignent le bonheur parfait.

DU MÊME AUTEUR

Le Dialogue et les dialogues; Editions du Centurion, 1967; avec la participation de : Jacques de Bourbon-Busset, André Maurois, Robert Escarpit, André Garrigou-Lagrange, Gabriel Delaunay, Michèle Aumont; les Docteurs Claude Béraud, Michel Demangeat, Paul Fréour, André Gros, Jean Lemaire, Jean Rivière, Fernand Traissac; les R.P. Henry et Dubarle, l'abbé Max Cloupet... et une lettre inédite de Pierre Teilhard de Chardin.

Personnalité et valeurs économiques des lycéens marocains; Sorbonne, 1969.

Les proverbes saras et la pédagogie du développement; IRFED, 1970, avec la collaboration de Roland Colin.

Rapport sur l'homosexualité de l'homme; Editions Universitaires, 1974, avec la collaboration d'Antoine d'Arc, préface du Dr Bernard Muldworf.

Développement personnel et homosexualité; Editions de l'Epi, 1975, préface d'André de Peretti.

L'Amour transpersonnel; Editions Trismégiste, 1989, en collaboration avec Marc-Alain Descamps, Marie-Madeleine Davy et Eva de Vitray-Meyerovitch.

Mystique et Transpersonnel; Editions Trismégiste, 1991, en collaboration avec Marc-Alain Descamps, Jean-Yves Leloup et Pir Vilayat Inayat Khan.

Morts extra-ordinaires, expériences transpersonnelles de la mort; préface de Marc-Alain Descamps; parution 1994.

SOMMAIRE

Préface

Jacques Donnars

Je suis très sensible à la demande que Michel Bon me fait de présenter ce livre au public, parce que je m'intéresse à "la préparation à la mort" depuis de nombreuses années, non pas seulement de façon abstraite et conceptuelle, mais de façon pratique au chevet de mes patients; notre expérience commune peut ainsi dialoguer. J'ai écrit à ce sujet un livre, vers les années 1980, intitulé *Vivre*; je crois en effet que la meilleure préparation à la vie, c'est la préparation à la mort.

Dépasser notre peur, c'est précisément ce qui nous est demandé par notre nature même d'êtres humains confrontés à notre finitude; c'est nous trouver en face de ce segment de vie qui a commencé par une conception dont nous ne savons rien sauf ce que nos parents veulent bien nous en dire avec la coloration des faits qu'ils sont obligés d'en donner a posteriori et l'éclairage spécifique que leurs états d'âme et le nôtre vont y ajouter à l'époque où ils nous le racontent.

C'est aussi accepter que nous ne puissions pas imaginer la forme que revêtira notre mort au moment décisif.

La vie est-elle ce segment d'une droite infinie qui vient du commencement des âges et qui va vers la fin des temps ?

Existions-nous en tant que tels, c'est-à-dire tels que nous nous ressentons être aujourd'hui avant notre mort, et existerons-nous après elle ?

Qu'est-ce que le déroulement du temps dans cet avant, dans cet après ? Y a-t-il encore un temps ?

Et d'abord qu'est-ce que le temps ? Qu'est-ce aussi que cet espace dans lequel notre vécu nous donne à éprouver notre passage qui se consciencialise en ce monde au travers des péripéties que nous y subissons ?

Si nous nous enfermons dans le temps et l'espace newtoniens, qui représentent en fait la manière immédiate que les humains utilisent pour cadrer actuellement leur conception du monde, il nous est pratiquement impossible d'envisager autre chose que ce temps linéaire, dont la notion d'histoire est la traduction évidente, et notre vie, coincée entre naissance et mort, la conséquence inéluctable. Pour la science newtonienne, il existe un temps et un espace absolus au travers desquels les phénomènes se déroulent. Comment dès lors rejoindre cette étrange certitude que tant de mystiques sont venus exprimer: certitude d'une permanence de l'être - comme la légende du phénix l'illustre - alors que naissance et mort sont des phénomènes patents quel que soit l'effroi qu'ils charrient ?

Une solution qui convient à une partie fort importante de l'humanité actuelle aussi bien que passée consiste à envisager le phénomène de la transmutation des âmes, encore appelé "réincarnation". Il s'agit ici de nous représenter comme des voyageurs immortels qui vont ainsi de corps en corps depuis un lointain passé jusqu'à un avenir où la roue des incarnations s'arrêtera pour nous laisser entrer dans la paix et l'amour d'un nirvana infini après avoir épuisé notre karma.

Ceci pose déjà que la réalité en quatre dimensions que nous percevons par nos sens ne suffise pas à expliquer le lien invisible et le temps mystérieux où nous sommes suspendus entre deux vies et ce "lieu temps" encore plus mystérieux de la fin des épreuves.

Les cieux pour les bons et les enfers pour les méchants, les jugements qui apparaissent dans les religions du Livre, c'est-à-dire le judéo-christianisme et la pensée musulmane, raccourcissent à une seule existence le processus en cause, sans d'ailleurs éclairer le point de départ de l'aventure de façon explicite; on parlera des "limbes" ("limbus" veut dire "bord" en latin; ce terme est proche de "limes", la "limite"). Les limbes représentent le lieu où attendent les âmes des justes nés avant l'arrivée du Christ et qui seront sauvés; ils signifient également le lieu où les enfants non baptisés et morts en bas âge attendent la fin des temps.

Dans un cas comme dans l'autre, réincarnation ou vie unique, les différentes religions qui utilisent cette représentation y adjoignent naturellement un système de punitions et de récompenses qui montre bien comment les mécanismes de régulation pratique de l'ordre moral, de la conscience moralisante, se sont emparés du processus pour en faire un appareil de pouvoir au service du beau, du bon, du bien, du vrai, du juste, tel qu'il est conçu et qui change d'ailleurs selon les époques et les lieux où la civilisation qui les sécrète s'épanouit.

Avec justesse, Michel Bon va chercher dans Krishnamurti la remise en cause de la notion de passé, de présent, de futur, celle d'action et celle de peur, pour nous rendre à celle de "maintenant".

Quand l'esprit est tranquille, silencieux, il n'y a plus d'avenir, plus de temps.

Dès lors, "vivre, c'est mourir", nous dit-il; et nous voici obligés de chercher une nouvelle façon d'imaginer le temps pour intégrer cette boutade si nous voulons en saisir le sens profond.

Une des façons actuelles d'y parvenir, c'est d'intégrer au cadre de nos connaissances la notion de "tachyons" et de "bradyons"; les "tachyons" seraient des particules douées du pouvoir de se déplacer à des milliards de fois la vitesse de la lumière, ce qui aurait pour conséquence le fait que "l'espace-temps" pour ces particules serait nul; on pourrait ici parler de "non-espace/non-temps". Dès lors les différents événements que nous voyons se dérouler dans le rythme habituel de nos vies se trouveront télescopés dans un éternel présent.

Je ne sais si ce "monde tachyonique" existe réellement, mais si cette hypothèse prouvait un jour son bien-fondé, elle pourrait fort bien servir à illustrer l'expir krishnamurtien; vivre, c'est entrer dans le "non-espace/non-temps" dans lequel, à notre insu, nous existons déjà par notre partie "tachyonique" et c'est mourir à notre univers "bradyonique" illusoire.

Nous sommes ici dans une conception un peu matérialiste du transpersonnel dont beaucoup apprécieront l'aspect paradoxalement concret.

Une autre façon de concevoir le processus de la création consiste à faire dépendre l'espace et le temps de la prise de conscience que l'observateur peut en avoir, observateur dont la mesure interfère avec l'acte qu'il accomplit.

L'observateur, c'est nous; mais c'est à notre insu que ce monde extérieur reçoit de nous, pour nous devenir intelligible, une grille de lecture que nous intégrons en nous-mêmes à partir de la greffe du langage que nos parents et éducateurs ont fait prendre dans nos jeunes années sur ce petit sauvageon avide de cette greffe au sortir du ventre de sa mère.

Ainsi pouvons-nous dire que nous sommes en tout point prisonniers du langage, donc de la "doxa" que celui-ci véhicule, c'est-à-dire de l'enseignement que transmet ce langage non seulement dans son contenu conceptuel, contre lequel nous pouvons assez facilement nous dresser à partir de notre adolescence, mais bien plus encore dans sa syntaxe et même dans le simple entraînement du flux du langage qui exige pour se faire que nous l'écoutions dans son nécessaire écoulement temporel comme un "trait unaire". Il en est de même de l'écriture où je m'exerce en ce moment. Le "j" de "je" ne peut être écrit après le "e" sans changer totalement le sens du mot. D'ailleurs ne dit-on pas le "sens" en empruntant ici la notion même de vecteur orienté ? Le temps, en effet, semble bien être le seul paramètre qui ne se remonte jamais sauf par la mémoire.

Et cependant en est-on bien sûr ? Certains physiciens, comme Costa de Beauregard, évoquent la vraisemblance d'un temps qui pourrait connaître un ailleurs; il s'appuie sur l'expérience d'Aspect qui a mis en évidence qu'un couple de photons issus du choc d'un électron sur une cible voit les spins s'inverser mutuellement : si l'un passe dans un appareil qui change le sens de sa rotation, l'autre est obligé de s'inverser à son tour, ce qui, pour Costa de Beauregard, n'est possible que si un changement par rétroaction dans le temps fait jouer à l'inverse les espaces parcourus : remontée dans le temps impossible à accepter dans le cadre newtonien.

Nous pouvons évoquer aussi les étranges phénomènes de synchronicité chers à Jung et toute la para-psychologie qui semble jouer avec un temps rétro et post-actif ainsi qu'une possibilité pour le chercheur de lire dans le présent, dans le passé et dans l'avenir ce qui se trouve proposé à sa quête.

L'antique notion d'oracle semble bien fondée sur la certitude que, pour les dieux et pour ceux à qui ils veulent bien révéler leur destin, celui-ci est déchiffrable, que ce soit par le vol des oiseaux, par la lecture des entrailles, par les baguettes du Yi-King, par les jets de sable de la géomancie, etc.

D'un "non-espace/non-temps" qui englobe tous les "espaces" et tous les "temps", un sens semble s'ouvrir au sein d'une multitude de petits espaces-temps individuels qui peuvent se regrouper en fonction d'espaces-temps plus longs dans une infinie diversité de formes et de forces qui peuvent sembler un désordre à les regarder du sein de leurs discontinuités, de leurs disparités, mais qui trouvent au coeur des rythmes qui les meuvent la musique subtile par laquelle ils entrent dans le grand concert cosmique.

Michel Bon a choisi de nous faire survoler, après la route du soufisme, celle du bouddhisme tibétain mahayana et du Yoga Nidra avec sa recherche du Sankalpa qu'il connaît à fond; et j'éprouve à le lire un immense sentiment de contentement quand effectivement il accroche cette voie à la pensée positive qui, de Coué à Murphy, nous donne, à nous Occidentaux, le début de l'octuple sentier.

Le Sankalpa est une formule, un mantra que nous avons à construire nous-même pour jeter un pont entre notre "conscience claire langagière" et notre "moi des profondeurs" encore appelé le "soi"; c'est une forme de prière devenue "mantra", outil de réalisation de ce pont transpersonnel par lequel notre petitesse fragile engagée dans l' "espace-temps" rejoint le "non-espace/non-temps" universel et c'est bien pourquoi il y a là une route extrêmement efficace de "préparation à la mort".

La "dynamisation des images mentales et analyse symbolique", méthode mise au point et utilisée par Michel Bon depuis 1985, me semble être une excellente laïcisation de ces techniques orientales. Il a raison d'évoquer ici sa proximité avec d'autres efforts du même ordre : la "relaxation dynamique sophrologique", en particulier, qui se vante d'être un pont entre Occident et Orient, répond aussi à la même ambition. Les divers renforcements de la méthode, grâce au Rei-Ki ou à la méditation de compassion d'Avalokiteschwara, en font un instrument particulièrement efficace.

Ce sont toutes ces armes, fort correctement analysées dans l'ouvrage, qui vont permettre à l'auteur d'aborder cette fois pratiquement "la préparation à la mort".

Bien sûr il se sert, pour cela, comme nous tous, du travail d'Elisabeth Kübler-Ross dont je suis moi-même parti en 1980. Il s'agit là des cinq étapes classiques, étudiées avec finesse non seulement par rapport au mourant mais par rapport à l'entourage; mais ce qui me semble particulièrement bien venu dans cette étude, c'est le rapprochement qu'il établit avec la classification bouddhiste des trois poisons : ignorance, colère et désir, et celle des gunas hindoues : Tamas, l'inertie, Raja, le dynamisme, Sattva, l'équilibre et l'harmonie :

1 - Dénégation = ignorance, inertie, Tamas.
2 - Colère = Raja.
3 - Marchandage = désir et attachement (Raja et Tamas).
4 - Dépression = frustration de l'accès aux trois poisons (Tamas).
5 - Acceptation correspondant au détachement = Sattva.

Cette belle synthèse le conduit tout naturellement à une étude du Bardo Chi-Kai ou Bardo du mourir, l'étape qui précède le Bardo Todol beaucoup plus connu et qui nous raconte ce qui se passe après que la mort apparente est acquise.

Il se sert aussi et surtout d'une méthode qu'il appelle R.E.A.M. ("Rêve éveillé accompagné de la mort"), semblable aux N.D.E. (Near death experiences : "Expériences proches de la mort" ou bien encore "Expériences de mort imminente"), connues sous ce nom depuis 1975, avec les travaux du Dr Raymond Moody, puis quelques années plus tard de Kenneth Ring, Professeur de Psychologie à l'Université du Connecticut.

Si les "expériences de mort imminente" sont relativement bien connues en France, en revanche les R.E.A.M. (Rêves éveillés accompagnant la mort) s'avèrent plus difficiles à transcrire. Il s'agit d'anticiper la mort pour permettre au sujet de dépasser sa peur, par ce que les sophrologues appellent "sophro-acceptation"; il s'agit donc d'une "relaxation imaginale" volontaire que l'on peut entreprendre même en pleine santé, mais qui peut s'opérer jusqu'en phase terminale.

La contre-indication en est le risque de dépersonnalisation.

J'ai moi-même, depuis bientôt vingt ans, accompagné un certain nombre de mes patients par une voie similaire dérivée de la "Relaxation sophrologique transpersonnelle II" et qui part de l'idée clef que l'on peut parfaitement s'imaginer donc se vivre en dehors de son corps propre. Je crois que cette méthode a réussi à les détacher de leur carcasse devenue impropre à la continuation de leur vie.

Il me reste cependant une souffrance quand je pense à ce vieil homme qui avait épousé sur le tard une charmante jeune femme à qui il avait fait un bel enfant et qui semble avoir eu une immense difficulté à s'en séparer alors qu'il était arrivé à la phase ultime d'un cancer terminal; son attachement à ceux qu'il allait laisser en grande difficulté matérielle était tel qu'il ne se donnait pas le droit de vivre les images de son "rêve éveillé", bien qu'il ait cependant réussi à se détacher définitivement peu après sa dernière expérience.

Je ne crois pas que nous nous trouvions ici devant un système d'euthanasie psychique mais devant une troisième façon de mourir qui n'est ni la mort que l'on reçoit de quelqu'un d'autre, homme ou virus, ni la mort qu'on se donne à soi-même, mais un voyage que chacun peut faire aux limites de sa propre existence, en laissant aux grandes forces qui gouvernent le départ le soin de décider si le temps est arrivé.

L'essentiel est pour moi dans le changement d'espace-temps qui se produit quasi spontanément dans l'exercice; je dirais volontiers que le sujet est devenu "tachyonique"; la a la possibilité de se déplacer partout à sa guise; ce sentiment de liberté infinie l'aide à aborder des zones de lui et du monde qui semblent illustrer l'évidence de sa capacité à se vivre dans l'unité, dans l'absolu, sans pour autant perdre son inscription sur l'ici et maintenant dans lequel il réatterrit en fin de parcours pour pouvoir raconter son périple.

Je ne reprendrai pas dans cette préface l'analyse fort bien menée par Michel Bon des différents états et sensations qu'il rapporte d'après les témoignages de ses patients; je soulignerai simplement leur richesse, leur diversité, leur extraordinaire subtilité symbolique et le souci extrême qu'il met dans le retour qu'il guide avec tendresse et maîtrise en les conduisant presque par la main jusqu'à rentrer dans le corps physique, dans la "rose du coeur", ce qui est une bien jolie façon de parler de "Anahata", le chakra cardiaque.

Je crois aussi au rôle réellement initiatique de telles expériences qui redonnent une dimension spirituelle à la vie de tous les jours et c'est en cela que la mort est une naissance.

Mais je voudrais surtout revenir, pour conclure, à l'importance de tous ces exercices non seulement pour dépasser la peur de la mort, mais surtout pour dépasser la peur de la vie qui se cache derrière cette fameuse peur de la mort.

Tout ce travail met en évidence l'existence dans la profondeur de notre être d'une présence, c'est-à-dire d'une conscience d'ici et maintenant, dont l'intensité s'accroît à mesure que les exercices qui nous sont proposés nous détachent du cadre existentiel naïf dans lequel nous nous croyons enfermés. Par cette mise en évidence poussée à son extrême, c'est la notion tout entière d'espace et de temps, d'imaginaire et de réel, de visible et d'invisible, qui chavire, pour nous laisser atteindre à un vécu d'une autre nature pratiquement impossible à décrire, mais à la rigueur symbolisable par ce qui, malheureusement, risque de finir en pacotille de mots usés jusqu'à la corde à force d'avoir suivi, depuis *Le Cantique des Cantiques*, en passant par la grande aventure bouddhiste, l'illumination christique, la fabuleuse aventure soufie, les grands mystiques zen, etc., mais que l'expérience quotidienne de chacun d'entre les "expérienceurs" suffit à rénover à chaque fois et qui peut se résumer d'un seul mot, le maître mot AMOUR.

3 septembre I993

Jacques DONNARS, Docteur en médecine, psychosomaticien et sophrologue, est directeur du "Corps à Vivre", et vice-président de l'Association Française du Transpersonnel.

AVANT-PROPOS

Il y a de plus en plus d'ouvrages sur la mort et l'accompagnement des personnes en fin de vie, et cela est une bonne chose pour s'attaquer à l'un des derniers tabous, à l'un des derniers murs de silence. Je n'avais pas l'intention d'ajouter un livre supplémentaire à ce flot.

Et puis, je me suis aperçu qu'à force d'écrire des supports pour les stages d'accompagnement de personnes en fin de vie, et d'aider à s'y préparer, j'avais matière à un livre à la fois pédagogique et original. Un animateur n'aime pas trop écrire car le dialogue et le vécu qui font la richesse d'un stage ne peuvent guère apparaître dans un livre. Mes stages et ce livre se recoupent et se complètent, mais n'ont pas le même but. Je traite, en stage, beaucoup de sujets qui ne sont pas envisagés ici; et les sujets traités ici sont alors abordés de façon vécue et non intellectuelle. Surtout, ce livre, réflexion avec un recul par rapport au vécu, est un instrument bien imparfait d'évolution personnelle. Mais certaines informations sont fondamentales, et certaines formules peuvent faire "tilt". Un vécu plus approfondi, dans une relation directe, reste cependant indispensable pour aller plus avant. C'est dire que je reste forcément sur ma faim en publiant ce livre, et il en sera sans doute de même pour le lecteur, mais que cela n'empêche pas de jouir de cet apéritif...

J'ai préféré choisir quelques thèmes forts sans chercher à faire une somme complète du sujet. La bibliographie qui est donnée aidera le lecteur à approfondir certains points.

Ce livre étudie sur le plan psychologique des questions fondamentales pour accompagner les personnes en fin de vie, en quatre parties :

- la mort et l'inconscient (peur de la mort, pulsion de vie et pulsion de mort),

- les étapes de la mort pour ceux qui partent et ceux qui restent (les phases précédant la mort d'après Elisabeth Kübler-Ross et le deuil),

- s'aider soi-même (pensées et visualisations positives, diminuer mentalement la douleur physique),

- aider les autres (l'aide dévoyée du triangle tragique du sauvetage et l'aide réelle).

J'élargis par ailleurs cette recherche pratique sur les plans spirituels et expérimentaux dans mon second livre *Morts extra-ordinaires, expériences transpersonnelles de la mort*. La première partie de ce second ouvrage montre les apports vécus de maîtres spirituels de différentes traditions (Krishnamurti, mystiques soufis, tibétains et chrétiens) sur la mort. La seconde partie explique la méthode DS (Dynamisation des images mentales et analyse Symbolique) de l'auteur et relate des vécus extra-ordinaires de la mort par des êtres ordinaires, des animaux aux expérienceurs, en comparant l'expérience de mort imminente (NDE) et la méthode DS du "Rêve Eveillé Accompagnant la Mort" (REAM); cela débouche sur des hypothèses relatives à la nature de la mort.

Le Docteur Jacques Donnars qui a lu les deux manuscrits voit à juste titre dans l'approche du second livre la base qui inspire la pratique du premier, car l'aide ne peut se faire sans amour, et l'amour est l'essence de la spiritualité : "Ce sont toutes ces armes, fort correctement analysées dans l'ouvrage, qui vont permettre à l'auteur d'aborder cette fois pratiquement la préparation à la mort."

Je n'ai pas détaillé ici les nombreux cas d'accompagnement de personnes en fin de vie : enfants, accidentés, malades, vieillards, suicidaires, endeuillés, car en définitive tout être vivant mourra inéluctablement. Un accompagnement d'une certaine durée concerne principalement les malades du sida, les cancéreux et les vieillards, dont la psychologie est pourtant très différente. Le point de vue est souvent celui de l'accompagnateur de ce voyage, des parents et amis, du personnel soignant, mais aussi celui de chacun de nous qui sera, en définitive, seul à vivre sa propre mort.

Je ne saurai nommer toutes les personnes sans qui ce livre n'aurait pu voir le jour : Denis Pryen aux Editions de l'Harmattan, le Docteur Jacques Donnars qui a travaillé le manuscrit avec son sérieux habituel, Nicole Henri, fidèle collaboratrice canadienne au français exigeant, tous ceux qui m'ont enseigné oralement ou à travers leurs livres, tous ceux qui m'ont critiqué, et tous mes stagiaires.

Que le lecteur qui s'apprête à lire cet ouvrage ne s'en culpabilise pas en s'angoissant sur ses motivations. "Ce n'est pas être mortifère que d'accompagner le mourant, mais bien plutôt être porteur d'un message de vie", nous dit Bernadette Lamboy, commentant F. Rozan-Lbath : "Ceux qui accompagnent les mourants sont avant tout passionnés par la vie car bien mourir, c'est bien conclure sa vie" (Sources n° 12). J'espère que ce livre, allié à l'instinct de vie du lecteur, l'aidera à vivre dans la joie et l'amour de la Vie.

Michel Bon
26 rue Villeneuve
81500 Lavaur

1. LA PEUR DE LA MORT

Le capital de vie s'amenuise, l'angoisse grossit, et viennent la mort et la séparation d'avec le monde.

Ibn Hazm, *De l'amour et des amants.*

A. Complexité de l'approche de la mort et de sa peur.

La mort ni le soleil ne peuvent se regarder en face.

Pascal

1. L'impermanence

La mort, que l'on croit être l'opposé de la vie, survient à la fin de la vie biologique qui est impermanente, comme toute chose (Héraclite d'Ephèse...), amenant la peur du changement. Et il y a peur parce qu'une souffrance fondamentale est la souffrance du changement, due à l'impermanence "Là où il y a changement, il y a souffrance" (canon bouddhiste). Le changement commence par un déséquilibre et une dysharmonie. Il nous met en état d'insécurité. Et même si nous sommes maintenant en vie, nous sommes assurés que la mort viendra un jour. Il n'y a aucune sécurité absolue, aucune paix dans le monde.

L'épée de Damoclès est toujours suspendue au-dessus de notre tête.

Non seulement le changement est source de souffrance, mais la simple possibilité de changement donne naissance à la souffrance. Les psycho-sociologues connaissent bien la résistance au changement même quand il constitue une amélioration.

Le changement peut se référer à des situations d'inconfort, de gêne. Nous avons froid à l'ombre et allons au soleil où nous sommes heureux de nous réchauffer, mais au bout d'un moment nous avons trop chaud et il nous faut revenir à l'ombre. Nous sommes assis confortablement, détendus, tout va bien; mais au bout d'un moment cette situation agréable disparaît et nous commençons à nous agiter, puis cela devient réellement pénible si nous devons continuer à rester assis. La souffrance était présente depuis le début sans que l'on ait su la percevoir. Au moment même où semble survenir une satisfaction, une autre souffrance commence en fait imperceptiblement puis croît jusqu'à être plus forte que le bonheur dont on jouissait.

Les plaisirs de ce monde se transforment tôt ou tard en souffrance par leur impermanence. Tout ce qui a un commencement a une fin; les plaisirs sont donc par nature source de souffrance et d'insatisfaction; ils contiennent potentiellement en eux la souffrance qui se manifestera inévitablement. Plus notre attachement est fort, plus notre souffrance de détachement sera grande.

Et la soif de vie est l'un des attachements les plus forts et donc les plus douloureux.

Le bouddhisme trouve le bonheur en se libérant de la recherche des plaisirs, au lieu d'entrer dans le cercle vicieux de recherche continuelle de nouveaux plaisirs, qui seront, à leur tour, encore plus frustrants que les anciens qui se sont déjà évanouis.

2. *Peurs animales et humaines*

L'animal n'a peur qu'en situation de danger réel perçu par lui, ici et maintenant (cf ch. 1 de *Morts extraordinaires*), et il n'a pas de perception métaphysique. L'animal a donc beaucoup moins de peurs que l'homme face à la mort, et la peur de la mort est souvent remplacée chez lui par la peur plus concrète du prédateur.

Par contre l'animal, dans l'ici et maintenant, ne peut guère ressentir d'angoisse. Peut-être pourrait-on cependant appeler ainsi les stress énormes d'animaux de laboratoire subissant des tortures douloureuses ou d'animaux en captivité.

3. Angoisse et peur

Peur et angoisse sont deux sentiments fort désagréables et qui perturbent la pensée et le comportement. Mais ils possèdent une différence importante. Freud a défini l'angoisse comme une attente sans objet déterminé, pressenti et redouté. Elle est provoquée par un danger possible et non par un objet présent, alors que la peur nous étreint face à un objet précis, un danger concret et réel, objectivement ou subjectivement.

La peur de mourir peut arriver à être apaisée beaucoup plus facilement que l'angoisse de la mort qui se masque toujours sous de nouvelles peurs.

La mort est certaine et pourtant scandaleuse pour l'ego. "Tout être vivant est un être pour la mort" (Lyliane Diné).

On ne devrait donc parler de peur de la mort que lorsque le danger de mort est immédiat et présent. Aussi l'expression populaire de la "peur de la mort" devrait-elle être remplacée dans tous les autres cas par "l'angoisse de mort", l'indétermination ne venant pas de la certitude de l'événement, mais de son temps et de ses circonstances.

4. Histoire de la peur de la mort

Sur le plan sociologique, Aries constate que jusqu'au XVIIe siècle, les hommes craignaient la mort certes, en éprouvaient une certaine angoisse, mais en parlaient tranquillement, avec des mots apaisants. La mort était un moment fort de la vie. Les prédicateurs, pour compenser cette absence de peur de la mort et pour rendre leur ouailles "morales", utilisaient largement le chantage de la peur de la mort et de l'enfer.

Puis, cette angoisse a dépassé le seuil de l'indicible, de l'inexprimable, et elle est devenue si redoutable que la mort a été écartée, fuie, falsifiée dans ses apparences pour faire comme si elle n'existait pas. Ce fut l'origine de la grande peur de la mort qui dure jusqu'à nos jours. Prédicateurs et médecins se sont alors tus. Cela nous a conduits à ce qu'on appelle la mort inversée; par opposition à tout ce qui a précédé, les comportements offrent l'image inversée, le négatif de ce qui se passait avant : la société a expulsé la mort (l'homme devant la mort).

La mort est aujourd'hui perçue négativement. Quel que soit son âge, chacun pense que la mort survient toujours trop tôt et que mourir, c'est souffrir.

5. Ambivalence peur/attirance

On ne peut guère être indifférent par rapport à la mort, et l'apparente indifférence n'est peut-être qu'apparente ou trahit un refoulement.

S'il y avait indifférence, on ne verrait pas tant de cadavres à la télévision, dans les reportages, comme dans les films de fiction, les gens ne se précipiteraient pas sur les rubriques des faits divers des journaux populaires ou sur les lieux d'accidents. Les films d'horreur présentent la mort tout en l'évitant au spectateur qui peut alors éprouver un sentiment de soulagement et de sécurité.

Cela montre une profonde curiosité envers le mystère de la mort. Cela va même jusqu'à une certaine fascination de la mort contrebalançant la peur qu'elle inspire, et due à ce que nous n'avons aucune expérience de la mort alors que nous devrons, à coup sûr, la vivre. Cette fascination, lorsqu'elle porte sur la mort des autres, peut nous sécuriser sur le fait que nous, nous sommes bien vivants. La fascination de notre propre mort dure moins longtemps car elle entraîne souvent le passage à l'acte suicidaire.

A un niveau plus profond, l'ambivalence par rapport à la mort est une conséquence de l'ambivalence de l'instinct de vie et de l'instinct de mort.

6. Il n'y a pas de mort à 100 %

Dans la réalité conventionnelle, il ne peut y avoir de 100 %. C'est déjà vrai en physique (on ne rencontre pas un corps absolument pur, la température du zéro degré absolu, le vide absolu, etc...) alors, dans les sciences humaines !... Dans la nature tout se transforme. L'énergie change de forme mais se conserve. C'est le premier principe de la thermodynamique, principe de conservation de l'énergie, qui avait déjà été énoncé sous l'aspect plus restreint de la conservation de la matière par Lavoisier : "Rien ne se perd, rien ne se crée". Appliquons ces principes à la vie et à la mort. Là encore nous allons montrer que l'on ne peut être vivant à 100 % , et non plus être mort à 100 %.

a) Plan psychologique

Durant notre vie, on ne peut être vivant à 100% en raison de la pulsion de mort (cf chapitre 2), du refoulement, de l'inattention, de la non-utilisation optimale de notre cerveau. Vivons-nous pleinement chaque instant ?

b) Plan biologique

A chaque instant meurent certaines de nos cellules. Elles se renouvellent certes, mais ce ne sont pas les cellules cérébrales et nerveuses. Cela peut expliquer la perte de mémoire des personnes âgées et leur risque de confusion mentale.

c) Plan temporel du moment de la mort

L'indétermination clinique du moment de la mort est surprenante. Combien de personnes déclarées mortes cliniquement sont revenues à la vie, ou se sont réveillées dans leur cercueil (ce qui a entraîné une des grandes peurs en Occident) ! Ceux qui se sont éveillés plus rapidement, après avoir vécu une NDE, ont eu plus de chance...

Le corps d'un comateux au cerveau liquéfié et détruit depuis longtemps, ses cellules cérébrales étant mortes et leur fonction perdue, peut être en parfaite santé avec les fonctions corporelles respiratoires et circulatoires assurées, sans cancer ni maladie infectieuse...

Médicalement la mort est une opération complexe qui ne peut être soudaine et qui s'effectue par étapes, s'étendant de proche en proche à tout l'organisme.

Maurice d'Halluin distingue successivement :

- La mort apparente. Elle est caractérisée par l'immobilité, l'insensibilité, la disparition de toute tension musculaire, la chute de la température, l'arrêt de la respiration; la circulation sanguine est tellement ralentie qu'elle n'est plus observable directement par nos sens. Cette mort n'est qu'une syncope prolongée, une catalepsie ou une léthargie, le plus souvent à la suite d'un accident (noyade...) ou d'une crise (épilepsie...) et l'individu peut être ranimé par la respiration artificielle, des gifles...

- La mort clinique. Elle est définie par la suspension totale et prolongée de toute circulation sanguine; mais cette mort est encore réversible de nos jours (réanimation cardiaque...). La mort clinique a pu être constatée par les médecins alors que le sujet revient à la conscience, parfois en ayant vécu une NDE.
- La mort irréversible. Les altérations des organes essentiels et des tissus sont alors irréparables.
- La mort physiologique. C'est la mort de toutes les cellules de l'organisme prises séparément. Les cheveux et les ongles continuent à pousser après la mort irréversible...

Il arrive parfois que le processus de la mort ne suive pas ce schéma classique, comme dans le cas du comateux de tout à l'heure.

Le seuil entre la vie et la mort a une durée. La mort est un processus, comme la vie. On peut le constater sur le plan physiologique comme sur le plan du corps subtil, ainsi que le font les Tibétains.

d) Plan physique.Les molécules de notre corps mort pourrissent ou sont mangées par les vers.

Elles sont détruites. Mais les atomes qui les composent ne disparaissent pas, ils deviennent le corps du ver, passent dans l'eau et vont alimenter les carottes du jardin d'à côté. Puis un lapin mange ces carottes. A notre tour nous mangeons le lapin aux carottes et nous constituons notre corps avec des atomes de défunts. Ces défunts ne sont donc pas matériellement complètement morts puisque certains des atomes qui les constituaient permettent à mon corps de vivre. Et je ne parle pas des cas d'anthropophagie... On peut donc dire que le mort survit sur le plan physique à travers cette transformation métabolique.

e) Plan génétique. Si le défunt a eu un enfant, il a donné naissance à un être à partir d'un morceau de lui-même (ovule ou spermatozoïde) qui a bien des chances de continuer à vivre après sa mort. Ayant reçu la moitié de son patrimoine génétique, cet enfant lui ressemble physiquement et psychologiquement sur de nombreux points. Consciemment ou non, ce phénomène peut être une raison de faire des enfants, comme refus de la mort et recherche d'immortalité par la survie que cela assure en rassurant.

f) Plan psycho-sociologique.Nos pensées, nos paroles et nos actions continuent d'exister après notre mort dans la conscience de ceux qui nous survivent et auprès desquels nous avons eu un rôle de parent ou d'éducateur (souvenirs, opinions, conditionnements... Nous survivons aussi par les traces de nos créations, oeuvres artistiques ou scientifiques, maison construite...

Par ailleurs de nombreux humains croient à une forme de vie non matérielle après cette vie.

B. Fuir la peur de la mort

On cherche alors à déjouer la mort et à faire qu'elle soit toujours ailleurs et jamais ici et maintenant. Nous examinerons les moyens et mécanismes inconscients plus ou moins risqués pour écarter la peur de la mort sous forme des jeux qu'ils nous inspirent, à partir des travaux de Ruth Ménahem et de Bernadette Lamboy.

1. Le jeu du langage

La séparation physique d'avec la mère entraîne chez le bébé une angoisse de mort qui sera calmée par le contact auditif avec sa voix. "Quand le bébé aura acquis la maîtrise des phonèmes, il aura trouvé un remède contre l'angoisse de séparation qui, pour lui, est l'équivalent de la mort.

Dès que l'enfant sait parler, son angoisse n'est plus irréparable; la mère vient quand l'enfant l'appelle; elle peut répondre sans venir; il peut aussi parler d'elle en son absence. Le langage permet de conserver le souvenir de l'absent. Le plaisir de comprendre soi-même tout en étant compris, voilà qui répare la cassure de la séparation d'avec le corps de la mère. Car l'accession au langage signe aussi la perte définitive de l'union symbolique avec la mère.

Avoir à dire ses désirs constitue une profonde blessure narcissique. Avec le langage s'instaurent le doute et le mensonge, le secret et la duplicité" (Ruth Ménahem).

2. *Le jeu du silence*

Dans la mentalité magique, le mot a le pouvoir de concrétriser la chose. La plupart des gens se sentent hors d'atteinte tant que le mot "mort" n'est pas prononcé !... d'où la profusion de mots substitutifs à "mort" au service de cette censure verbale. "Faire silence sur la mort, c'est risquer de la voir s'exprimer à travers les désordres du corps : conversions hystériques ou maladies somatiques seront le prix à payer pour la maîtrise de l'angoisse" (Ruth Ménahem).

3. *Le jeu de l'insignifiance*

Le double jeu du dire sans dire : le dire de la mort peut s'étaler à condition de s'accompagner d'un désinvestissement affectif. La mort n'est alors qu'un divertissement, un fait divers, un lieu commun banalisé par la télévision. Cette mort n'est pas dangereuse car elle n'est pas pour moi; c'est une mort abstraite, anonyme, audio-visuelle, avec un intermédiaire entre moi et l'événement. "La mort rejetée est sa propre mort, la mort admise est celle de l'autre."

Cela peut conduire, par projection négative de sa peur, à repousser sa mort en l'infligeant aux autres et à trouver le moyen de maintenir son intégrité en réduisant l'autre à néant. L'instinct de mort ainsi dirigé est certainement une cause fondamentale des tueries guerrières et des tortures qui nous entourent, tout autant que des littératures et films qui saturent les médias.

4. Le jeu de la procréation et de la création

"La mort est inscrite dans les oeuvres : création ou procréation, leurres d'immortalité" (Ruth Ménahem).

La procréation est un moyen bien connu de combler sa finitude et de projeter son propre désir de développement étouffé sur l'enfant. Biologiquement la procréation donne inconsciemment à croire que cela permet d'atteindre l'éternité, par la transmission génétique, et calme ainsi la peur de la mort.

La procréation est aussi une expression primaire de l'instinct de vie.

L'action créatrice est aussi une expression de l'instinct de vie et un moyen plus subtil de dépasser la peur de la mort. Une création véritablement libératrice est celle que l'on effectue sans besoin compulsif et avec une motivation spirituelle de développement personnel et d'amour universel.

5. Le jeu des biotechnologies

C'est la pseudo-maîtrise de la naissance et de la mort grâce aux biotechnologies : de la fécondation in vitro à la cryogénisation du cadavre. C'est un détournement des moyens pour assouvir les névroses des chercheurs et des clients utilisateurs, au lieu de les mettre au service du bonheur sain, de l'amour et de la sagesse. C'est la direction du signifiant et de l'humanisme que la bioéthique est chargée de sauvegarder face à la curiosité sans sagesse du chercheur, à la recherche du profit par l'entrepreneur et à la satisfaction payante de ses névroses par le client utilisateur au lieu d'utiliser son énergie à sa maturation psychologique et spirituelle.

6. Le jeu de la démission sociale

C'est un double jeu à la fois de désocialisation de la mort, par démission et désolidarisation de chaque individu face à la mort, et d'une organisation sociale spécialisée à laquelle on délègue tout ce qui se rapporte à la mort "propre" où l'hôpital occupe la première place (80 % des décès y ont lieu actuellement). La distance mise ici entre moi et la mort est celle de la neutralité professionnelle.

7. Le jeu de l'escamotage

Lamboy parlait dans un sens plus restreint du jeu de l'inconnu. On escamote le cadavre et les signes extérieurs du deuil. Les pratiques funéraires sont réduites au strict minimum. Le deuil est aussi obscène (ob-scène) que la masturbation et doit rester dans l'intimité. La société est censée ignorer que la mort existe. La croissance importante du choix de funérailles par incinération ne participe-t-elle pas parfois de cet escamotage du cadavre ?

C'est souvent un désir exprimé par le futur défunt avant sa mort. Le fantasme de la disparition visible du cadavre qui part en fumée et dont les poussières restantes peuvent être éparpillées au vent ou dans l'océan n'évite-t-il pas de devoir contempler son propre cadavre et n'est-ce pas une façon de le nier ?

Mais cela peut aussi venir d'un désir de non-dualité en devenant co-extensif de la nature. Cadavre ou suppression du cadavre, de toute façon, l'être n'est plus dedans...

8. Le jeu homosexuel

Ruth Ménahem a découvert une nouvelle cause possible de l'homosexualité masculine, liée à la résolution de l'Œdipe : la réponse à la crainte de la mort.

L'homosexualité choque parce qu'elle transgresse une double différence sociale, celle des sexes et celle des âges. A priori, certains ont pu avoir tendance à placer le couple homosexuel, qui ne peut faire un enfant, du côté de l'instinct de mort. Et si c'était l'inverse ? Ruth Ménahem relie le désir bien connu des hommes se portant sur des femmes "à peau lisse" et donc jeunes, à la peur de la mort (fantasmatiquement la femme-mort). Cela donne le démon de midi de l'homme qui a gardé l'image toujours jeune de sa femme intérieure et qui se choisit une nouvelle partenaire y correspondant, montrant son incapacité à vieillir avec sa femme et son manque d'amour, issu de son angoisse de mort.

Or le moyen simple de concilier, pour un homme, l'amour durable et l'absence de crainte de la mort n'est-il pas d'avoir une relation d'amour avec son double, avec un autre homme qui, lui, pourra être vieillissant sans que monte l'angoisse de mort, et qu'il pourra accompagner jusqu'à la mort. Ce double narcissique peut être cherché par l'homosexuel homme, soit de façon névrotique (miroir valorisant de son ego pouvant aller jusqu'à la négation de l'existence, indépendant de l'autre dans les structurations limites de personnalité ou double démon de midi) ou au contraire de façon transpersonnelle/mystique cherchant l'Unité avec ce double au niveau du Soi, par dépassement de son propre ego, que l'on voit à merveille dans la relation mystique d'un homme avec Dieu (masculin !...) en particulier dans le christianisme et le soufisme (cf *Morts extra-ordinaires)*, religions d'amour mystique avec un Dieu masculin, et dans une moindre mesure chez certains vieux couples d'homosexuels. Cette prédisposition peut expliquer la capacité de participation importante des hommes gays à l'accompagnement des personnes en fin de vie, qui n'est pas seulement due au fait que cette communauté a été la première touchée par le sida.

9. Le jeu exalté

Si on refoule l'angoisse sacrée, l'angoisse de la mort devient obsédante, et elle se convertit à son tour en amour exalté de la vie, en une activité banale qui s'accroche à la vie par exaltation des désirs; mais se heurtant à la multitude des désirs exaltés des autres, les désirs de chacun se renversent en angoisse accidentelle sous forme de soucis, de rancoeur et de haine. "La conversion subconsciente de l'angoisse sacrée en angoissement accidentel, la tentative de s'étourdir soi-même par l'agitation conventionnelle et la lutte de tous contre tous qui en résulte, sont la cause principale de la décomposition progressive des communautés culturelles." (Paul Diel).

10. Le jeu meurtrier

"Un autre moyen de nier la mort, c'est de transformer "mourir" en "tuer"; la violence rend la mort accidentelle, donc évitable. Ce qui fascine dans la mort criminelle ou catastrophique, c'est son artificialité; elle perd son caractère ontologique et ouvre la voie aux fantasmes d'immortalité" (Ruth Ménahem).

C. La peur relative à la mort des autres

Ce sont des peurs humaines universelles. Elles sont particulièrement stressantes pour les personnes qui les vivent fréquemment de par leur métier hospitalier ou chez les bénévoles de l'accompagnement en fin de vie.

Celui qui est appelé à accompagner les personnes en fin de vie, à la fois pour aider réellemnent et pour ne pas être suicidaire lui-même, doit avoir nécessairement travaillé sur ses propres émotions face à la mort, venant de l'enfance et des croyances souterraines transmises par ses parents, avoir élaboré ses propres croyances et avoir identifié ses peurs.

L'accompagnant doit pouvoir aussi exprimer le vécu de sa relation au mourant et prendre conscience de ce qui a été en lui stimulé par cette situation.

a) L'effroi vient de la surprise

"La mort de quelqu'un surprend toujours, même dans son attente, puisque l'instant du trépas est pratiquement incalculable" (L. Albert).

b) Peur de la perte d'un être cher et du deuil (cf chap. 4)

Une séparation irréversible.

c) Rappel que je suis mortel

La mort de quelqu'un que je connais personnellement me rappelle, par projection, que je suis mortel. La plupart des gens dénient la réalité de leur mort, car ils n'ont pas la force de sagesse de l'affronter. Seule une très grande foi religieuse ou une sagesse philosophique ou un travail spirituel ou le vécu d'états modifiés de conscience peut écarter la peur de la mort. Si ce travail n'a pas été réalisé, pour arriver à vivre (survivre), on doit faire comme si on ne mourait pas.

d) Peur du mort et des morts

Presque tout le monde dans notre culture a de la difficulté à voir, et encore plus à toucher un cadavre; la panique peut naître simplement en pensant au risque d'être dans une telle situation.

Physiquement et psychologiquement on réagit comme si la mort était contagieuse. Cette peur nous empêche de nous approcher des moribonds et de les secourir.

"La crainte du mort, d'être entraîné par lui dans la mort (le mort saisit le vif), pousse à isoler le mourant et à l'enfermer dans une mort psychique bien avant la mort biologique. Ce mouvement défensif atteste aussi la puissance des mouvements libidinaux du mourant" (particulièrement des femmes) (Ruth Ménahem).

On ne dit pas les défauts ou d'autres choses négatives sur le mort, et on parle de lui à voix basse, de peur qu'il ne se venge.

Celui qui entre dans le monde des morts a un nouveau pouvoir, celui d'attirer à lui les vivants et de les happer.

Vovelle montre qu'en Occident cette peur, venue de l'Antiquité, se développe au XIVe siècle. La présence des doubles décédés est "souvent hostile dans la mesure où ces morts, pour être dégagés de tout ce qui les retient, sont demandeurs, souvent agressivement, vis-à-vis du monde des vivants."

Les rituels funéraires ont été inventés en partie pour se concilier les morts et diminuer la peur qu'ils inspirent.

La peur du mort peut s'étendre aux objets funéraires, aux cimetières qui obligent à prendre conscience de notre condition mortelle.

D. La peur de sa propre mort

La mort est certaine pour tous, mais son imminence refait faire surface à cette conscience. Le mécanisme de nos réactions à cette imminence est traité dans le chapitre suivant. Le choc sera cependant moins brutal si, hors d'un danger prévisible, au lieu de refouler la mort et sa peur, on y fait face et on s'y prépare.

La plupart des personnes disent actuellement ne pas avoir peur de la mort.

Elles acceptent l'inévitabilité de leur mort ou s'y résignent. Les personnes âgées craignent, plus que la mort, le placement en institution, la maladie prolongée, la souffrance ou la solitude au moment de mourir. C'est vrai consciemment, en tout cas tant qu'elles ne sont pas en situation d'un danger particulier... Cela n'élimine pas les peurs conscientes qui risquent d'apparaître au moment final et les peurs inconscientes déjà présentes mais discrètes.

La peur de la mort peut porter sur le destin du sujet aux deux moments du processus de la mort : avant ou après la mort. Le passage du seuil lui-même se fait en un clin d'oeil, en un claquement de doigts, quelle que soit la définition de la mort, même avec une longue agonie. Aux peurs pour avant sa mort (1 à 5) succéderont les peurs pour après sa mort (6 à 8). En effet, "la peur de mourir est quelque chose de plus que la peur de perdre la vie" (L. Albert). Au seuil de l'inconnu sans rivage, sans écho, sans reflet de l'Autre monde surgit la peur métaphysique ou religieuse. Ces peurs viennent pour tous de la peur de l'inconnu et sont liées aux conceptions philosophiques et religieuses du sujet.

Je propose au lecteur de faire son auto-diagnostic de ses types de peur par ordre d'intensité décroissante dans la liste suivante assez exhaustive et laissant la place à des peurs rares très individualisées.

1. La peur d'avoir peur

L'origine fondamentale de la peur est l'anticipation de la mort et la peur de l'inconnu comme le montre Krishnamurti (cf mon livre *Morts extra-ordinaires*). Cela va jusqu'à avoir peur de la peur !... "J'ai une telle appréhension de la mort, que je perdrai la vie à la première station", dit un oiseau (Attar, *Le langage des oiseaux*).

2. *Les peurs conscientes objectives*

a) La souffrance physique

Pour beaucoup de personnes la peur de la mort est d'abord la peur de la souffrance physique liée à l'approche de la mort. La souffance physique est augmentée par la tension nerveuse. Là encore la peur de la souffrance entraîne une souffrance de la souffrance inutile et nuisible. Cette peur de la souffrance remonte à nos émotions de l'enfance. Mieux vaut s'entraîner tant que l'on est en bonne santé à se relaxer et à lâcher prise, ce qui nous rendra moins sensibles à la souffrance (cf chap. 5 et 6). L'entourage doit assurer au malade qu'il fera tout pour apaiser ses souffrances.

Lorsque la maîtrise mentale de la souffrance atteint ses limites, il faut exiger du monde médical les moyens médicamenteux pour empêcher la douleur tout en maintenant la conscience.

b) La dégradation physique et mentale entraînant la perte d'autonomie.

Certaines personnes attachées à leurs capacités physiques et mentales ne peuvent supporter leur amoindrissement dû au vieillissement, et ont peur bien avant que cela n'arrive. Il s'agit de voir les choses telles qu'elles sont et de les accepter, sans raidissement sur les anciennes possibilités et sans démission par rapport aux capacités qui restent, dans un juste milieu qui n'est pas tout mais qui n'est pas rien. Cela peut passer par un deuil de sa jeunesse physique et partiellement mentale pour atteindre l'acceptation, deuil d'autant plus facile qu'il n'y a pas de fausse identification à cette jeunesse et que le sujet a appris à ne pas se réduire aux apparences de la personne.

Plus la personne s'identifie à son Soi, et non à son moi, plus ce détachement nécessaire sera facilité.

Dans notre culture, l'autonomie fait partie de la dignité et on doit savoir se contrôler et ne pas montrer ses émotions. Quelle honte si le corps ne permet plus ce contrôle et si, par exemple, les sphincters polluent; identifié au matériel, on devient alors, au sens propre, de la merde. Ce n'est bien sûr pas le cas si on ne s'identifie ni à son corps ni à sa volonté.

Si l'ego refuse de lâcher prise, alors que la situation lui échappe, il risque de se mettre à tout subir alors que le moi pourrait encore exercer une certaine maîtrise. L'acceptation d'une certaine dépendance du milieu sera facilitée psychologiquement si on a appris à recevoir avec gratitude et si l'entourage aide de façon mûre et autonomisante (chap.7 et 8).

c) Peurs diverses

- la peur d'une contagion objective (virus du sida...), mais la peur objective peut devenir une panique entraînant des attitudes anti-scientifiques.
- La façon dont les survivants laissés vont se débrouiller. C'est l'inquiétude d'une mère laissant des enfants en bas âge, d'une jeune fille laissant des parents handicapés, d'un mari laissant une femme ne travaillant pas et des enfants...

3. L'inachèvement de sa vie

a) Par rapport à soi-même :

- en raison de son trop jeune âge, et sans avoir eu le temps d'atteindre le moment de la mort naturelle;
- l'insatisfaction d'une vie mal remplie par rapport à ses ambitions, sans possibilité alors de construire autre chose;
- la culpabilité, en nous pardonnant difficilement d'avoir agi comme nous l'avons fait parfois;
- le regret éventuel de ne pas laisser d'enfants derrière soi;
- le regret d'une insuffisante maturité spirituelle atteinte;
- l'incapacité de vivre dans l'ici et maintenant qui n'a pas permis d'atteindre un seul instant de plénitude.

Tous ces inachèvements subjectifs (ambitions sociales, enfants...) ou objectifs (maturité spirituelle) entraînent des regrets face à une vie mal remplie.

Pour mourir libéré de ces regrets, il s'agit d'accélérer dès ce moment la prise de conscience de son être et de s'efforcer de vivre dans la plénitude de chaque instant en vivant en conformité avec soi-même, en faisant ce que l'on a envie de faire profondément (à la retraite c'est trop tard...), de faire ce que l'on fait le mieux, de ne pas laisser des gestalts (pensées, actes, relations...) inachevées, en un mot d'essayer de se développer continuellement sur tous les plans.

b) Par rapport aux autres :

C'est la peur du jugement des autres, actuellement et après notre mort. Cette peur est une projection de notre jugement sur nous-mêmes. Si nous avons vécu dans le paraître toute notre vie, il est d'autant plus dur d'accepter de dis-paraître, en laissant apparaître tout ce que l'on voulait cacher !..

4. La séparation

a) La peur d'être abandonné

C'est l'insécurité de ne plus être aimé. L'abandon des proches peut être craint (objectivement ou non) dans ces moments difficiles; en effet la lassitude d'une longue maladie peut modifier l'attitude et le comportement de personnes chères. Or le mourant a particulièrement besoin d'être entouré affectivement. Le manque de communication tendre, franche et profonde, par hypocrisie sur le diagnostic et la proximité de la mort, ou par la solitude physique sont des peurs que l'attitude juste et aimante de l'entourage peut grandement atténuer, ainsi que l'habitude à méta-communiquer (communiquer sur la communication) avec ses proches. L'entourage doit sincèrement l'assurer qu'il ne sera pas abandonné.

Cependant, les circonstances extérieures peuvent toujours faire que l'on soit seul dans ses derniers moments, et qu'au moment fatal on sera forcément seul; aussi avoir appris à communiquer avec soi-même, à se brancher sur son Soi personnel et universel, peut empêcher ce sentiment d'abandon et de solitude durant sa vie comme au moment de sa mort.

b) L'angoisse de la séparation prochaine incontournable par la mort

Tous les objets peuvent être un support de cette angoisse de séparation :

- des objets physiques ou des personnes auxquels on est attaché; pour éviter cette peur et cette souffrance, il s'agit de s'entraîner dès que possible dans sa vie au détachement, ce qui n'est pas un manque d'amour, mais un véritable amour non égotique et narcissique.

- l'attachement des personnes de son entourage aimé peut créer au mourant des souffrances, face à son départ définitif, et on peut voir des mourants ne pas en finir, essayant inconsciemment de satisfaire la demande des proches et d'éviter de leur faire de la peine en mourant. Les personnes actives peuvent être torturées par la pensée de ne plus pouvoir prendre soin des leurs, mais cette peur diminue avec l'âge (enfants devenus indépendants, veuvage, dépendance...). Les personnes âgées se sentent de moins en moins concernées par les conséquences de leur mort. Si on a pu aider son entourage à évoluer, à devenir autonome, on n'aura plus ce boulet à tirer, ainsi que la culpabilité envers cette souffrance que l'on cause, bien malgré soi, aux autres. Dans cette situation, c'est encore en exprimant franchement ces ressentis que l'on peut boucler la gestalt et se libérer pour le grand départ.

5. Les peurs spécifiques à chaque individu

Leurs racines sont souvent inconscientes et projectives :

. peur d'être enterré vivant ou mangé par les vers;

. peur de mourir comme son père asphyxié;

. la peur de la contagion (cancer...);

. les peurs saugrenues et inadéquates venant de la non-acceptation de l'évidence de la maladie et de la mort : un homme d'affaires plus préoccupé de la Bourse au moment de la mort que de son état.

6. *La peur de l'inconnu*

On peut la comparer à la peur avant de partir pour un voyage lointain, mais ici, tellement lointain qu'aucun vivant n'a pu le raconter à son retour, du moins de façon courante et indiscutable. Cette peur vient de l'absence de représentation mentale de la mort dont, par définition, on n'a pas l'expérience.De plus "c'est la vie et sa courte durée qui s'angoisse devant la mort sans fin. C'est l'angoisse de l'être vivant qui conçoit la mort comme une durée vécue..." (Paul Diel).

Dans le livre *Morts extra-ordinaires,* un chapitre basé sur l'enseignement de Krishnamurti analyse avec précision cette peur de l'inconnu et de la mort et lui donne une voie de solutionnement. Mais "la mort n'est pas seulement un phénomène d'anéantissement" (Paul Diel).

Cette peur diminuera par un apprentissage du détachement et en trouvant sa sécurité dans le Soi, au lieu de la chercher dans un quelconque appui extérieur.

7. *La peur de l'anéantissement*

C'est d'abord l'angoisse de la disparition du corps physique, auquel on s'est identifié, même si c'est maintenant un corps de douleur et non de jouissance.

C'est aussi la peur de la perte de l'identité du moi qui s'est construit péniblement, comme l'a bien analysé Eric Erickson.

Le passage lui-même de la vie à la mort peut faire peur; il est alors important de chercher comment s'est fait, du point de vue du foetus, le passage de la naissance, les sources de cette peur du passage de la mort ayant des chances d'être semblables aux peurs et aux traumatismes objectifs et subjectifs du foetus dans la naissance. Une naissance sans souffrance pour le bébé ou certains exercices de rebirth ou de bioénergie sont donc une préparation à une mort douce.

La peur du néant, même pour l'athée, vient de l'expérience de notre sentiment de continuité basé sur la mémoire dont l'amnésie complète est rare. Ce processus sera aussi analysé dans le chapitre suivant à partir de

Krishnamurti. La diminution de cette peur viendra pour tous de l'acceptation de cette mort de l'ego d'autant plus facile que la vie a été bien remplie. Une conception religieuse, ou mieux une expérience spiritualiste transpersonnelle pouvant être hors religion, aide à comprendre que l'évolution continue sur d'autres plans après la mort, malgré la mort de l'ego, et justement grâce à la mort de l'ego, en donnant accès à une forme de vie non duelle infinie. L'acceptation du sacrifice de l'ego et de son anénantissement enlève alors la peur de l'anéantissement en voyant sa transmutation.

8. La peur du jugement divin

La croyance religieuse en une vie après la vie est loin d'être de tout repos... d'autant plus qu'elle est éternelle !... Car le jugement divin individuel peut accorder les joies du paradis, mais aussi les souffrances sans fin de l'enfer. C'était la grande peur face à la mort au Moyen-Age chrétien. Le risque de cette éternité peut être très angoissant parce que classant définitivement la personne du bon ou du mauvais côté.

Les croyants de religions révélées, pour sortir de cette impasse éternelle, doivent méditer sur la bonté infinie de Dieu (Teilhard de Chardin, etc...)et lui faire confiance.

On imagine qu'après sa mort on trouve un lieu de joie impérissable (le Ciel), au-delà de toute angoisse, ou une éternisation de l'angoisse dans le lieu du châtiment des mauvaises actions de cette vie, l'enfer. Une vie "morale" peut ainsi être stimulée et l'angoisse de mort apaisée. Pour Paul Diel, l'idée de mort, en s'opposant à l'exaltation des désirs, stimule l'effort d'harmonisation.

E. L'envie de la mort

L'envie de la mort peut se porter sur soi-même ou sur d'autres personnes. Elle peut s'exprimer de façons diverses par

- des intérêts morbides, issus de projections et assouvis par le voyeurisme (films, collections...) ou par des actes sadiques;

- l'appel de la mort, sans volonté de se la donner, en raison de dérangement mental, de souffrance, ou de désir mystique d'union non duelle à Dieu;

- le crime, envie de mort envers une autre personne; la théorie de la pulsion de mort a montré que cette agressivité plus ou moins sadique est une projection de son autodestruction masochiste.

Nous envisagerons plus en détail deux autres formes d'envie de mort.

1. Le suicide

Les suicides semblent plus fréquents chez les jeunes et chez les personnes âgées et en particulier les hommes âgés, bien que pour eux les stastistiques puissent être douteuses, leur suicide pouvant être plus facilement pris pour une mort naturelle.

Le suicide peut être passif (refus de se nourrir, de suivre un régime, de se conformer aux ordonnances du médecin, de s'habiller suffisamment par temps froid, imprudences en conduisant sa voiture, provocation envers les forces de l'ordre ou les truands...) ou actif (ingestion de médicaments, utilisation d'armes, suicides par les divers éléments le feu, l'eau, l'air en sautant de haut ou par asphyxie, la terre...).

Le suicide est soit un attentat à la vie, soit un appel au secours; dans ce dernier cas la tentative de suicide est plus souvent ratée, mais il vaut mieux ne pas tenter le diable.

De nombreuses causes et conditions peuvent déclencher une tentative de suicide. Il y a deux grandes sources :

1. la dépression, qui peut venir :

- d'un défaut d'intégration sociale (solitude, exclusion, chômage, retraite...);
- de l'insatisfaction dans la vie quotidienne familiale ou professionnelle;
- de l'insécurité économique;
- de la fréquentation de personnes ayant tenté de se suicider;

- d'un deuil;
- d'une maladie;
- de stress accumulés dus à des changements trop forts, pouvant être en soi malheureux ou heureux.

2. un sens de la vie axé sur
   - une réalisation individuelle orientée vers l'avenir, quand il n'y a plus d'avenir (personnes âgées...);
   - un sens de la responsabilité individuelle culpabilisante;
   - une culpabilisation du plaisir;
   - une idéologie matérialiste autorisant le suicide.

Sur le plan éthique, le suicide est un droit, car on ne peut se sentir libre et digne si on est obligé de vivre. Mais je pense que c'est une erreur, soit parce que les causes du suicide sont transitoires et que le suicidaire sera heureux d'avoir dépassé ce mauvais moment et sa tentation, soit parce que ses causes structurelles ne peuvent cesser, mais une vision spiritualiste, basée sur certains faits expérimentaux, n'y voit pas la fin de la souffrance.

2. *L'euthanasie*

L'étymologie grecque de ce mot signifie bonne (eu) mort (Thanatos). L'euthanasie est une mort provoquée volontairement lorsque la souffrance physique, due à la maladie incurable ou à la sénilité, ne semble plus pouvoir cesser que par la mort.

Le sujet peut provoquer sa propre mort soit directement (espèce de suicide)soit indirectement en demandant, autorisant et convainquant une autre personne (parent, ami, médecin...) de mettre fin à ses jours dès ce moment ou quand la situation qu'il définit l'exigera, s'il ne peut prendre alors la décision lui-même. Parfois, l'euthanasie est décidée par une personne de l'entourage sans qu'elle ait consulté le malade auparavant et sans qu'elle puisse le faire à ce moment-là (perte de conscience irrémédiable).

La réalisation de l'euthanasie peut être :

- passive : on laisse l'état du patient se détériorer de lui-même sans intervenir pour hâter la fin; c'est l'inverse de l'acharnement thérapeutique, permettant la mort sans la causer;

- active : par exemple en débranchant un appareil qui maintient la vie, ou en faisant une piqûre de cocktail lithique entraînant la mort sans douleur.

L'euthanasie pose une question débattue de bioéthique et de droit. Sa résolution dans la conscience de chacun et dans la loi doit particulièrement tenir compte des valeurs universelles du droit à la vie et à son respect, du droit d'éviter une souffrance inutile et du droit au suicide. A mon sens, le principe de l'euthanasie passive, opposée à l'acharnement thérapeutique, pourrait être généralisé et celui de l'euthanasie active exceptionnel.

Concrètement, dans chaque cas humain particulier, c'est beaucoup plus compliqué et il ne peut exister de rigidité. Ecoutons de grandes praticiennes de l'accompagnement de personnes en fin de vie, douées par ailleurs d'une dimension spirituelle profondément vécue, Johanne de Montigny et Marie de Hennezel. Face au patient lui exprimant le désir d'en finir, elles posent la série d'analyses suivantes, et à chaque stade, les demandes d'euthanasie du malade peuvent s'estomper, jusqu'à éliminer le passage à l'acte :

1° La personne est-elle sous l'émotion du diagnostic vu à travers ses certitudes vraies ou fausses ? Avec un accompagnement donnant un peu de recul pour digérer ce deuil et voir briller l'espoir toujours possible, le projet euthanasique fait place à la lutte. "On n'a pas la force de traverser les horreurs élaborées par la pensée. On a seulement la force de vivre ce qui nous arrive, au fil des événements", dit J. de Montigny. L'imagination romantique est plus insupportable que les faits, et le vide mental, ou le plein mental par la concentration, la relaxation, ou la pensée positive sont des outils fondamentaux pour ne pas entrer dans le cercle vicieux de l'imaginaire négatif.

2° La souffrance physique a-t-elle été maîtrisée comme elle le devrait ? Le malade ne teste-t-il pas notre capacité à tolérer et à accompagner sa douleur ?

3° De qui provient la demande du malade, de sa famille ou de lui-même ?On peut alors aider le membre de la famille à évoluer, à faire le deuil d'une image de son proche mourant.

4° La demande sous-jacente n'est-elle pas un test pour se voir confirmer son propre sentiment de non-valeur ou recevoir une confirmation affective et narcissique ? A cette demande du moi, l'accompagnant véritable ne peut que faire sentir la dignité et la valeur de chacun dans le diamant de son Soi.

5° La demande, si elle persiste, ne vient-elle pas de l'instance de la personna, de la fonction sociale, de l'image à laquelle le malade s'est identifié toute sa vie et qu'il a voulu donner aux autres ? La demande provient alors du rôle superficiel déjà joué et non de l'essence de la personne, de son Soi. L'accompagnant, par son regard d'amour clairvoyant, confirme alors la personne souffrante dans son essence.

6° La demande d'euthanasie n'est-elle pas la dernière manifestation de la liberté du patient, de son besoin de maîtriser sa vie jusqu'à préférer commander sa mort, plutôt que de la laisser venir dans le dos. En fait, c'est la politique de Gribouille. Je crois que l'accompagnant peut alors essayer, par des moyens habiles mais non manipulateurs, d'aider le malade à lâcher prise. Voici un cas cité par M. de Hennezel : "Redoutant de mourir étouffée, une jeune infirmière en phase terminale exigea qu'un cocktail lithique soit mis à sa disposition dans sa chambre. Le cocktail y fut déposé, mais elle n'en usa pas et mourut assise dans son fauteuil, à son heure. Le fait d'avoir été entendue dans son désir de vivre jusqu'au bout sa liberté avait suffi à la rassurer."

Paradoxalement, pour atteindre ce résultat, cela ne doit pas être un but du thérapeute. Toute imposition de sa foi, ou encore pire de sa loi morale, serait inefficace sur les motivations et ne ferait que retarder un peu le passage à l'acte. Les deux postulats fondamentaux de cette attitude sont:

- le respect du désir profond du malade,
- l'analyse du désir exprimé qui se révèle, presque toujours, être un faux désir.

F. L'absence de peur de la mort

"Le triomphe sur l'angoisse ne dépasse pas en principe les forces de l'homme et est inclus dans les possibilités de la nature humaine" (Paul Diel).

1. Le bébé et l'origine de la peur de la mort

Le psychanalyste Didier Dumas, dans son chapitre "La NDE, la naissance, l'Ange et le Fantôme" (in E.-S. Mercier, *La Mort transfigurée*), constate : "Le tout-petit n'a pas peur de la mort; cette peur s'acquiert par l'identification aux adultes tutélaires."

2. L'acceptation de la mort

a) Sagesse de l'acceptation de la mort

La sagesse de l'acceptation de la mort comme quelque chose de naturel, de juste (au sens de justesse comme de justice), qui est la façon la plus objective et la plus saine de ne pas avoir peur de la mort, peut venir d'une foi religieuse mais aussi d'une sagesse optimiste venant du sens du bonheur.

Jean Marais nous offre une belle illustration de ce cas dans une interview à laquelle il répondit à l'âge de 72 ans (*Autrement* n° 87) : "Je suis complètement fataliste, car je refuse absolument d'être malheureux pour les choses qui n'en valent pas la peine. J'accepte seulement d'être malheureux quand je perds des gens que j'aime."

La mort de personnes aimées lui crée un deuil sain, mais à quoi cela servirait de se rendre malheureux pour quelque chose qui n'en vaut pas la peine, en particulier si on est sûr que cela arrivera; et sa propre mort est inéluctable.

"Et puis je suis un tel cas d'injustice, la vie m'a tant donné, je trouve qu'il serait normal qu'ayant eu tant de chance et de bonheur, je paye un peu.

C'est pourquoi j'accepte par avance non seulement la mort, mais la maladie, la souffrance et l'infirmité. Ce n'est pas que cela ne m'inquiète pas, mais je trouve que ce serait juste, un peu comme une dette dont j'aurais à m'acquitter pour avoir été vraiment favorisé", nous dit Jean Marais découvrant avec sérénité la loi de causalité du karma...

Le diable (Cheïtân) ne peut rien contre celui qui accepte la mort et n'en a pas peur. Hâtim Assam disait :

"Chaque jour Cheïtân vient me murmurer à l'oreille : "Où prendras-tu aujourd'hui de quoi manger ?"

Et moi de lui répondre : "Je me nourrirai du breuvage de la mort."

"Et de quoi te vêtiras-tu ?"

"D'un linceul."

"Et où coucheras-tu ?"

"Dans la tombe."

"Ah ! quel être désagréable tu fais !" s'écrie Cheïtân; puis il me laisse là et s'en va." (*Attar, le mémorial des Saints*)

b) La proximité de la mort acceptée fait disparaître la peur de la mort

On s'épanouit en dépassant la peur de la mort. Cette acceptation est la dernière phase du processus du mourir sain, observé par Elisabeth Kübler-Ross (cf le chapitre suivant). Jacques Ruffié pendant la Résistance, en grand danger d'être pris par la Milice et les Allemands, voyait sa mort certaine et s'est senti envahi d'un amour fou de vivre. Mais il ne fut pas découvert. "Depuis ce jour-là, je me suis considéré comme un sursitaire ou un amnistié : je crois que j'ai mieux apprécié l'existence et moins redouté sa fin.... J'ai acquis la certitude qu'il n'est pas difficile de mourir."

La quasi-certitude, acceptée objectivement, de mourir, peut avoir un effet proche d'une NDE (voir *Morts extraordinaires*), car l'expérience de l'acceptation du moment de la mort, si on en revient, détruit la peur de la mort en tant qu'inconnue (cf Krishnamurti), fait sentir de façon vécue l'impermanence des choses et donne le sentiment du miracle de la vie, dont on jouit avec émerveillement dans l'ici et maintenant.

Ruffié ajoute : "A la question "Pourquoi mourons-nous?" devrait se substituer celle : "Pourquoi sommes-nous encore en vie ?". Car notre présence au milieu de mille obstacles dont la plupart nous échappent tient du miracle quotidien. Finalement on s'habitue à vivre et l'on s'installe dans cette situation périlleuse comme si elle devait durer toujours."

Avoir échappé à une mort que l'on croyait certaine, en permettant de vivre dans l'ici et maintenant, rend à la vie toute sa créativité et sa joie. Si on reconnaît chaque jour comme étant le premier jour du reste de la vie, chaque jour qui commence est une nouvelle création et une fête.

"L'accompagnement ne triomphe pas de la mort; il triomphe (parfois, pas toujours) de la peur de la mort, de la peur du mourant, de la peur du bien-portant" (Johanne de Montigny, in *L'amour ultime*). Louis-Vincent Thomas, dans sa préface à ce livre, ajoute : "Accompagner le mourant, c'est peut-être encore exorciser sa propre peur de la mort en l'affrontant chez l'autre".

3. L'art du bien-mourir

La peur de la mort peut être exorcisée en définissant l'art du bien-mourir. Mais elle prend des formes différentes et même contraires, selon les époques. Autrefois la mort qui faisait peur, remarque Vovelle, était la mort subite et on priait pour s'en protéger ("De la mort subite, délivrez-nous Seigneur"). Maintenant la mort rapide est devenue un rêve pour la majeure partie des Occidentaux au XXe siècle. La mort qui s'annonce lentement permettait au bon chrétien de s'y préparer, c'est-à-dire de se préparer à l'au-delà pour affronter sans crainte de l'enfer le jugement individuel en laissant le loisir de se mettre en paix avec Dieu. Car la crainte principale liée à la mort, du Moyen Age au XIXe siècle, était la peur panique de l'enfer éternel. Or paradoxalement, aujourd'hui où les progrès fantastiques de la médecine nous permettent de soulager les souffrances physiques, la peur du moindre risque de souffrance physique et morale, alliée au refoulement puissant de la mort (le type idéal est le jeune) que l'on ne veut pas regarder en face et à la déchristianisation, fait que la plupart des gens préfèrent partir sans s'en apercevoir.

Vovelle montre que, par contre, au Siècle des lumières un nouveau modèle de bonne mort apparaît : c'est mourir en plaisantant. Le rire peut être une forme de fuite, mais j'y verrais aussi une forme de sagesse, d'acceptation sans peur de la mort, en gardant la joie de vivre ici et maintenant même à ce moment. Le témoignage de maîtres spirituels de toutes traditions mourant dans un état de joie est là pour le prouver. Au XVIIIe siècle cela venait d'une religiosité plus ouverte et plus optimiste, mettant l'accent sur la survie et éloignant l'idée de châtiment. Pour les saints, cela peut être la certitude d'enfin voir le visage de Dieu. Nous trouvons là l'opposition idéologique fondamentale entre les pessimistes (qui s'appellent au XXème siècle Freud, Sartre...) et les optimistes (Jung, Maslow, New Age...).

Sur un autre plan, la définition de la bonne mort est passée de la mort entourée de la présence familiale à la mort solitaire en hôpital. Les soins palliatifs s'efforcent de concilier l'accompagnement humain avec les meilleurs soins physiques possibles.

Enfin, la bonne mort dépend de sa cause. Vovelle constate qu'à chaque époque les angoisses collectives se crispent sur une maladie privilégiée : la lèpre au Moyen Age, le tremblement de terre au XVIIIe siècle, le choléra, la syphilis, la phtisie au XIXe, continuant sous le nom de tuberculose au XXe siècle avant-guerre, puis le cancer après-guerre, dépassé en cette fin de siècle par le sida, sans oublier la peur justifiée de la guerre après les hémorragies humaines de la guerre de 14 et sa forme nucléaire après Hiroshima. Certes, les maladies dont on a peur à une époque font beaucoup de morts, mais il y a des raisons plus profondément enracinées pour lesquelles elles frappent les mentalités.

Marie de Hennezel conteste toute norme sociale de bonne mort, ou de mort parfaite, que ce soit, de nos jours, la mort rapide et inconsciente ou son idéologie contraire de l'accompagnement. Il n'y a pas de bonne mort normative et stéréotypée. Il n'y a de bonne mort qu'individuellement, différente pour chacun, car elle est seulement la "permission de vivre sa mort comme on désire profondément la vivre, avec l'assurance d'être aimé et accepté quoi qu'il arrive".

4. Réaliser le sens de sa vie

Le sens de la vie et le sens de la mort sont liés.

"La peur est le principal obstacle à notre épanouissement. Le but du chemin spirituel n'est rien d'autre que de passer outre à sa peur, et d'accéder à l'espace d'amour et de confiance, qui constitue la nature fondamentale de notre esprit" (Lama Jigméla, conférence *Vaincre la peur*).

La peur de la mort est absente lorsque l'on accomplit avec courage le sens de sa vie. Un jour à Bagdad on avait pendu un voleur et Djuneïd était venu lui baiser les pieds. "Pourquoi agissez-vous ainsi ?", lui demandèrent ses disciples. "Il a fini par mourir de son métier, répondit Djuneïd, à votre tour armez-vous de courage et risquez, s'il le faut, votre tête dans l'accomplissement de votre oeuvre" (*Attar, le mémorial des Saints*).

"L'angoisse de mort disparaît dans la mesure où l'homme, par son activité sensée, satisfait à la vie. Satisfaire à la vie en réalisant sa valeur immanente, la joie, c'est aimer la vie, et seul cet amour sublimé de la vie possède le pouvoir de dissoudre véritablement l'angoisse de mort. Celle-ci se transforme en angoisse sacrée qui ne craint plus la mort du corps mais la mort de l'âme (la destruction de l'harmonie)... Biologiquement parlant, le besoin élémentaire de satisfaction trouve son accomplissement parfait au moyen d'un renversement définitif. L'exigence de conservation ne concerne plus le corps mais l'esprit qui l'anime... Le trait distinctif de la religiosité (à distinguer des religions) est, bien plus que la croyance attachée aux images stimulatrices, la force d'âme capable d'opérer le renversement essentiel ou du moins d'y aspirer activement dans la mesure de ses forces limitées. Seule une force d'âme à puissance exceptionnelle est capable de réaliser parfaitement la libération de toute angoisse tant devant la vie que devant la mort." (Paul Diel)

"Le dynamisme vital, en se spiritualisant, crée les moyens de spiritualiser l'angoisse de mort... L'imagination surconsciente tient compte de l'aspect inexplicable de la mort." (Paul Diel)

2. PULSION DE VIE ET PULSION DE MORT

L'angoisse de mort, puis la pulsion de mort, ont une place importante chez Freud et chez nombre de ses successeurs. Ce chapitre se propose de synthétiser les approches de la psychanalyse freudienne et introduit la notion nouvelle d'un troisième principe de nirvana, le nirvana de non-soi. L'approfondissement de la pulsion de mort me paraît très utile pour comprendre le processus de l'accompagnement des personnes en fin de vie, tout comme celui des perversions ou de la violence.

A. Logique des pulsions

1. Modèle thermodynamique des pulsions

a) L'entropie

L'entropie est définie par le second principe de la thermodynamique, celui de la dégradation de l'énergie, alors que son premier principe affirmait la conservation de l'énergie. L'énergie se conserve mais se dégrade et devient inutilisable par manque de différence de niveau potentiel, par mélange, que l'on pourrait définir par l'ordre zéro, un ordre de mort. Le vieillissement corporel est un processus entropique, ainsi que la pollution de la planète, le gaspillage des ressources, ou que les destructions des guerres et du temps fabriquant des ruines. L'entropie est la mort de la matière-énergie. Sur le plan des pulsions, la sexualité non liée (cf p. 60) est un processus entropique de pulsion de mort.

b) La néguentropie

Dans certains systèmes fermés, il peut y avoir une diminution d'entropie, c'est-à-dire une augmentation de son contraire, la néguentropie. C'est la création d'un ordre complexe comme dans la naissance de la vie par la synthèse de molécules complexes (Joël de Rosnay), l'évolution biologique des espèces suivant les lois de complexité-conscience et d'union différenciante de Teilhard de Chardin, la créativité scientifique et artistique... La néguentropie est la vie au niveau de la matière.

Sur le plan des pulsions, la sexualité liée (cf p. 64) est un processus néguentropique de pulsion de vie.

2. Modèle cybernétique des pulsions

a) La rétroaction

Il se produit une rétroaction (feed-back) lorsque l'effet réagit lui-même sur la cause qui l'a produit, devenant à son tour cause de sa cause. C'est une causalité circulaire évolutive dans le temps et courante dans les systèmes complexes, les machines cybernétiques, l'éco-système, l'organisme vivant, la conscience, la famille, la société... La compulsion de répétition (cf p. 56) en est un exemple dans le domaine des pulsions. La rétroaction peut produire trois types de résultats, selon son "réglage".

Prenons l'exemple du régulateur à boules, inventé par Watt enfant dans une mine de charbon anglaise, pour aller jouer tout en assumant ses responsabilités. Le réglage bien fait permettait à la machine à vapeur pompant l'eau du fond de la mine d'avoir une vitesse régulière malgré les aléas du chauffage. Pour cela il lui a suffi de créer une boucle de rétroaction entre la vitesse du volant de la machine et le robinet d'entrée de la vapeur déterminant la vitesse du volant! C'est alors une homéostatie, la sortie étant constante malgré l'entrée irrégulière.

Mais si Watt avait branché son régulateur à boules à l'envers, au lieu de rattraper la variation d'entrée en sens inverse, il aurait, par la rétroaction, constitué un cercle vicieux, appelé "runaway", amplifiant les variations de l'entrée. Si la machine avait commencé à aller plus vite, elle aurait été alors de plus en plus vite jusqu'à l'explosion; si, au contraire, elle avait commencé à ralentir, elle aurait été de moins en moins vite jusqu'à son arrêt. Remarquons que ces résultats, négatifs si on recherche une régulation, deviennent positifs si on souhaite produire un processus explosif (décollage économique...) ou un processus de blocage (sécurité...).

b) L'homéostatie

La causalité circulaire due à la rétroaction entraîne une régulation constante du mécanisme cybernétique.

Dans le domaine des pulsions, l'homéostatie est illustrée par le principe de constance ou nirvana du moi (cf p. 56), illustrant la pulsion de vie.

Thanatos est lui, au contraire, caractérisé par un runaway qui, comme tout runaway, aboutit à l'immobilité de la mort. Mais ce résultat peut être atteint par deux voies selon le sens du démarrage du processus compulsif de répétition, donnant un runaway positif ou négatif, d'explosion ou de blocage.

c) Le runaway positif

C'est le runaway qui aboutit à la mort du système, même si c'est le but de sa fabrication (une bombe !..). Il entraîne la destruction par éclatement violent.

Sur le plan des pulsions, on trouve comme exemple de ce phénomène le principe d'inertie, par sa décharge explosive, ou nirvana de pulsion (cf p. 56) et la fonction d'expulsion destructrice des dérivés de la pulsion de mort (cf p. 66).

d) Le runaway négatif

Ce runaway entraîne le blocage. C'est un autre type de mort du système, cette fois par pétrification glaciale. C'est ici plus la violence subie jusqu'à l'épuisement (prisonniers des camps de concentration mourant de faim) que la violence active du runaway positif. Dans le domaine des pulsions, le runaway négatif régit aussi bien le calme rigide de Thanatos (cf p. 56), que le nirvana de non-soi (cf p. 64) ou la fonction de retrait non destructrice (cf p. 66).

3. Principes économiques psychanalytiques

a) Le principe de constance ou nirvana du moi

Le principe de constance règle l'homéostatie de l'organisme et de son représentant, le moi; il représente les exigences des pulsions de vie dans leur tendance à l'homéostatie et à la synthèse, par la constitution ou le maintien de liens et d'unités, ce qui en fait un principe d'union. Laplanche décèle un principe de nirvana du moi, conforme au principe de constance, régulant homéostatiquement l'énergie sur le moi, par l'abolition imaginaire du désir dans l'ataraxie, véritable mimésis de la mort. C'est cette forme du principe de nirvana qui est en écho avec sa signification bouddhiste, un nirvana de vie et de joie non duelle. Le moi a six moyens de maintenir l'homéostatie au niveau énergétique optimum :

- accepter une décharge ou une augmentation de tension modérée ;
- éviter une décharge ou une tension excessive;
- éviter la décharge ou la tension même modérée (Nirvana bouddhiste).

b) Le principe d'inertie ou nirvana de pulsion

La pulsion de mort est liée au principe d'inertie, de pulsion zéro. C'est un retour à l'absence d'excitation, la tendance au zéro absolu. Il n'y a qu'une façon d'atteindre le niveau zéro : prendre la voie la plus courte, la décharge complète. C'est un principe de désunion, une rage frénétique, schizo-paranoïde s'attaquant au moi. C'est un nirvana de mort, anesthésiant, celui d'un bouddhisme mal compris.

Pour André Green, l'aspiration au niveau zéro est un narcissisme négatif qui exprime une fonction désobjectivante. Hanna Segal, constatant que tout narcissisme est désobjectalisant, en déduit qu'il exprime la pulsion de mort. Au contraire, l'amour de soi et des autres est la recherche de la vie.

c) La compulsion de répétition

Pour Laplanche la pulsion de mort est liée à la compulsion de répétition qui a une fonction destructrice vis-à-vis du moi. La kleinienne Hanna Segal partage cette conception que la compulsion de répétition tient de l'instinct de mort. Même André Green, pour qui la compulsion de répétition ne caractérise en rien la pulsion de mort, mais tout fonctionnement pulsionnel, reconnaît qu'elle est particulièrement forte dans la pulsion de mort.

Cependant il faut reconnaître, avec Laplanche, que la répétition peut aussi servir la survie; elle est d'abord assurée par la mère; l'enfant utilise le jeu à une fin répétitive qui devient une fonction du moi; elle se transforme ensuite en une pulsion aveugle à répéter ce qui est faible, chaotique (non structuré) et qui peut produire de l'angoisse; cette répétition peut contribuer ou non au développement normal et est une base de la situation psychanalytique.

d) Le principe de plaisir

Pour Laplanche lorsque le principe de plaisir signifie la réduction absolue des tensions, il est au service de la pulsion de mort; il vaudrait mieux l'appeler alors principe de nirvana de pulsion.

On en distingue le principe de plaisir qui se confond avec le principe de constance. Ce principe de plaisir ne serait-il pas alors le nirvana du moi ?

4. Intensification désordonnée de la vie et calme rigide de la mort

a) Eros

Pour Rechardt, Eros cherche à intensifier la vie; il lutte pour un accroissement de la tension énergétique la plus large possible; il vise le plaisir sans éloigner le déplaisir et donc sans tenir compte des perturbations. L'agitation de la vie et le désordre proviennent d'Eros.

Hanna Segal précise que l'instinct de vie n'est pas seulement de vivre, mais aussi de croître et de changer. Et le changement ne peut se faire sans remettre en cause l'ordre établi. Ce développement est régi par Eros, amour de soi et des autres, qui est la recherche de la vie, au contraire du narcissisme recherchant l'état zéro.

b) Thanatos

Eero Rechardt met l'accent sur la recherche par la pulsion de mort du retour à un calme de silence et de vide. La pulsion de mort, inhérente à l'homme, est une lutte active, permanente, inexorable et obstinée pour se débarrasser de ce qui est vécu comme perturbant ou inquiétant et pour retrouver, par n'importe quel moyen et sous quelque forme que ce soit, un état de détente et de calme, au moins relatif, connu antérieurement à la stimulation ayant causé la perturbation; "la mort n'est qu'une forme particulière de cet état de paix." La pulsion de mort, au contraire d'Eros, cherche à éliminer ce qui accroît la tension énergétique et à la réduire à son minimum (principe de nirvana de pulsion) ou tout au moins à la garder à l'abri du moindre changement (principe de constance).

La pulsion de mort est une force d'inhibition, de dissociation et d'immobilisation. Elle travaille comme une force d'élimination et de délimitation, érigeant des limites et des frontières et réalisant une immobilisation, une coagulation en éliminant tout superflu, tout ce qui dépasse comme Procuste. La destruction est secondaire, et même si elle détruit, elle fortifie aussi les structures psychiques.

Laplanche note aussi que l'évitement des tensions par le moi narcissique, maintenant à tout prix l'homéostatie pour s'épargner toute surcharge comme toute hémorragie libidinale, est un autre aspect de la mort psychique au niveau du moi. Cela peut prendre des formes variées : le refus des possibilités nouvelles chez l'obsessionnel, l'ascétisme, la chasteté de refoulement, le stoïcisme, l'épicurisme...

Le but de l'instinct de mort étant de maintenir ou de retrouver un apaisement ou un soulagement antérieur, il ne peut se manifester qu'indirectement par un état qui ne peut être défini que négativement, un état où nulle perturbation n'intervient, une tendance d'éloignement de quelque chose, et non par un objet ou un acte. Nous sommes dans la même situation logique que la théologie négative de Maître Eckhart ou de la vacuité bouddhiste. En tout cas le but de l'instinct de mort n'est pas le plaisir. Pour Rechardt, l'issue la plus positive de la pulsion de mort est d'éliminer l'acte psychique inutile et de l'orienter dans une direction efficace. Le plus souvent la pulsion de mort ne produit qu'un blocage, car n'importe quelle solution est moins perturbante que le chaos. Mais la progression graduelle de la structuration conduit à l'absence de vie, à un blocage de la mobilité et de la vitalité internes; la pulsion de mort devient alors un processus graduel conduisant à la mort. La drogue et la prison sont des expressions de l'instinct de mort. Au-delà des murs de l'accoutumance et des barreaux, renaissons à chaque instant en revivifiant la vie en nous.

5. *Classification des pulsions*

Les psychanalystes freudiens actuels présentent différentes hypothèses de la classification des pulsions.

Jean Laplanche oppose d'abord les pulsions d'autoconservation (ou pulsions du moi) aux pulsions sexuelles. Les pulsions sexuelles sont elles-mêmes de deux types :

- les pulsions sexuelles de mort (Thanatos) qui sont des pulsions non liées,
- et les pulsions sexuelles de vie (Eros) qui sont des pulsions liées comprenant la libido du moi (narcissisme) et la libido d'objet (amour d'objet). Les affects sont dominés soit par Eros, soit par Thanatos.

Laplanche fait remarquer que Freud a refusé de postuler une énergie propre aux pulsions de mort, une sorte de "destructio" opposée à la libido. Le dualisme pulsionnel se base sur le monisme énergétique de la libido. Il propose donc une théorie moniste des pulsions de vie et de mort qui sont deux formes de la pulsion sexuelle.

Melanie Klein prône une théorie dualiste où instincts de vie et de mort sont indépendants et fusionnent avec dominance de l'un ou de l'autre. Aussi, pour Hanna Segal, une confrontation avec l'instinct de mort, dans des circonstances favorables, ou un abandon momentané à la pulsion de mort, mobilise l'instinct de vie.

Eero Rechardt me semble faire la synthèse des deux approches, en mettant l'accent sur l'inséparabilité des pulsions de vie et de mort. Toutes deux sont actives de façon autonome. C'est la domination de l'une ou de l'autre qui est décisive. "Eros et pulsion de mort forment ensemble un système binaire où l'un n'existe jamais, et ne peut exister sans l'autre. Ensemble, ils créent une infinité de formes de vie et de mort."

B. Sexualité, Eros et Thanatos

La pulsion de mort a d'abord été opposée par Freud aux pulsions sexuelles, puis aux pulsions de vie ou pulsions d'amour (Eros). La fonction sexuelle et sa manifestation, la libido, représentent la pulsion d'Eros. Laplanche observe que la sexualité primaire libre (non liée) et secondaire (liée) se basant sur une énergie libidinale commune, il se peut qu'il existe des formes intermédiaires et des passages possibles entre ces deux sexualités, alors que pour Hanna Segal la libidinisation, sexualisation de la libido, est présente dans la fusion des pulsions de vie et de mort.

1. Sexualité non liée et pulsion de mort

La libido est non liée lorsqu'elle n'a pas de support stable et passe rapidement d'un objet à l'autre; on comprend que de tels déplacements d'énergie intenses, rapides et fréquents soient perturbateurs.

a) Cas de déliaison

Le but de la pulsion de mort, pour Green, est d'accomplir le plus loin possible une fonction désobjectalisante par la déliaison. Ce n'est pas seulement la relation d'objet qui est attaquée, mais aussi les substituts de l'objet, comme le moi, et l'investissement lui-même. Le succès du désinvestissement désobjectivant se manifeste par l'extinction de l'activité projective et l'apparition du sentiment de mort psychique, hallucination négative du moi. Le narcissisme négatif, aspiration au niveau zéro, est l'expression d'une fonction désobjectivante. La pulsion de mort ne peut être conceptualisée pour Rechardt que dans sa relation à la libido non liée, ressentie comme un désordre. La libido non liée, ou mal liée et sans but, est désorganisatrice et crée un chaos et une impuissance menaçants. Elle devient perturbante lorsqu'elle dépasse la capacité de l'individu de s'en accommoder (augmentation brutale...). Cette perturbation intensifie les dérivés de la pulsion de mort (cf p. 68). Toute libido en surplus, désorganisante, est traitée par la liaison ou par l'élimination. L'économie libidinale devient menaçante par déliaison dans divers cas que Rechardt relève :

- le manque d'objet, venant d'un environnement défavorable au développement harmonieux d'une relation d'objet;
- une réaction traumatique (deuil...) par laquelle la libido objectale ou la libido narcissique peut perdre son objet d'amour concret ou abstrait;
- un excès de stimulation de la libido par des facteurs internes ou externes (puberté, succès social..) causant une névrose;
- l'apparition de nouveaux stimuli (nouvelles étapes du développement psychosexuel, expériences étranges de séparation dans l'enfance, élargissement de la sphère de la vie...), l'amibe de la libido ne sachant où poser ses nouveaux pseudopodes;
- un conflit actualisé entraînant l'abandon des investissements et rendant cette libido non liée;
- la privation sensorielle, sociale ou de sommeil.

b) L'explosion de la sexualité non liée

Pour Laplanche la sexualité non liée n'a qu'un but, celui de courir au plus vite vers sa satisfaction par abaissement complet de son désir, c'est-à-dire à la réalisation complète de son désir par les voies les plus courtes; elle change continuellement d'objet; elle est asservie au processus primaire et à la compulsion de répétition. Le but des pulsions sexuelles de mort est la décharge pulsionnelle totale au prix de la désunion et de l'anéantissement de l'objet; elles sont hostiles au moi et tendent à le déstabiliser; leur objet-source est un objet clivé, unilatéral, indice d'objet. La destruction du moi par le débordement dionysiaque, l'invasion, l'égalisation entropique introduite par la pulsion sexuelle non liée est un aspect de la mort psychique au niveau du moi. Si la pulsion de mort prédomine, la libido est au service de l'instinct de mort : recherche du plaisir dans la souffrance (sado-masochisme), du plaisir sexuel ininterrompu, promiscuité sexuelle compulsive... Le désinvestissement de l'objet par la déliaison est, pour Green, la manifestation de la destructivité de la pulsion de mort. L'apaisement de la libido en surplus non liée se produit à l'extrême, comme le remarque Rechardt, par la destruction de l'objet stimulant ou de la source de la libido. Green observe que la perversion est une défense contre une menace de régression psychotique; c'est un processus de désobjectivation soulignant la carence narcissique du pervers. La perversion témoigne de la présence d'aspects destructifs considérables, et l'objet du pervers est pétrifié, anonyme, interchangeable, dépersonnalisé, utilisé sans aucune considération et sans souci de son désir propre.

La sexualité non liée est donc une sexualité sans amour; c'est le donjuanisme, la promiscuité, la prostitution, le viol, le sado-masochisme, tous comportements dominés par la pulsion de mort et bien visibles, par exemple, dans les armées, instruments sociaux privilégiés de la pulsion de mort. Il y a décharge immédiate d'énergie dès qu'une possibilité se présente (passage à l'acte typique de l'agression), ressemblant à l'analité relâchée; c'est un processus de désordre comparable au principe de l'entropie en physique.

2. *Sexualité liée et pulsion de vie*

La libido est liée lorsque son énergie est fixée sur un ou plusieurs objets d'amour stables (personne, soi-même, idéologie, objets matériels...). Mais Green observe que la pulsion de vie peut admettre en elle la coexistence des mécanismes de liaison et de déliaison et peut ainsi absorber en elle une part de la pulsion de mort.

a) Le processus de liaison

Le but de la pulsion de vie, pour Green, est d'assurer une fonction objectalisante, en créant une relation d'objet interne et externe, ou en transformant des structures en objet avec son attribut essentiel, un investissement significatif; c'est alors l'investissement lui-même qui est objectalisé.

Rechardt développe l'analyse du processus de liaison. Le but du processus d'évolution avec progrès qualitatif de la liaison est d'accroître la malléabilité, l'adaptabilité souple, de la libido liée pouvant se mouvoir librement d'une connexion à une autre sans perdre son état lié et pacifié. Sur ce continuum, on peut identifier quatre stades correspondant à un développement de l'instinct de vie :

- L'absence de toute liaison; on le trouve dans des états psychopathologiques graves ressentis comme impuissance, horreur, angoisse impensable.
- La liaison totalement mobile (libido non liée); c'est le processus primaire du ça, le travail du rêve...
- La liaison stable (libido liée).
- La liaison adaptative (libido liée souple); c'est une prise en compte de la réalité dans son ensemble, ressentie comme autonomie et liberté.

b) La sexualité liée d'amour

La sexualité liée d'Eros, pour Laplanche, est une sexualité attachée à conserver l'objet externe ou le moi comme objet primaire; elle correspond au principe de constance. Ces pulsions sexuelles de vie sont conformes au moi, et leur objet-source est un objet total et régulateur, avec lequel l'union est visée.

C'est donc une sexualité fidèle avec amour. Il y a une accumulation d'énergie tournant autour d'un niveau moyen et pouvant aboutir dans certaines conditions à une chasteté de sublimation; les décharges sexuelles peuvent atteindre le niveau zéro mais sont alors relayées par une énergie d'amour; cela a des caractères communs avec l'analité de rétention et on pourrait y déceler une compulsion de conservation (principe de constance), opposée ou complémentaire à la compulsion de répétition; c'est un processus d'ordre comparable au principe de néguentropie en physique. Ce processus pourrait être qualifié d'apollinien; c'est une harmonie dans le développement. On voit bien sa place au juste milieu et au sommet du triangle formé avec les deux manifestations extrêmes de la pulsion de mort sans amour, la sexualité explosive non liée dionysiaque (runaway positif) et la chasteté bloquée de refoulement (runaway négatif).

3. Sexualité refoulée par la pulsion de mort

a) Le refoulement de mort de la libido

Le principe zéro de Thanatos peut chercher à éviter toute hémorragie libidinale, entraînant une chasteté de refoulement, à l'opposé du débordement de la sexualité non liée. Laplanche remarque que cela correspond au narcissisme de mort de Green.

Pour Green, le refoulement s'accompagne cependant d'une certaine reliaison dans l'inconscient par les mécanismes de déplacement, condensation et double retournement. La déliaison l'emporte en empêchant la reliaison dans les types de défense primaire autres que le refoulement (clivage, forclusion...).

Toutes les religions ont eu une tendance à tomber dans ce panneau, en particulier le christianisme et l'hindouisme, mais même parfois des bouddhistes cherchant dans un extrême détachement un calme de mort. Il est facile de reconnaître les vrais mystiques des ascètes peureux conduits par l'instinct de mort, les premiers rayonnant la joie intérieure et les seconds respirant la tristesse et l'ennui.

b) Le nirvana du non-soi

Nous avons examiné (A3) la thèse de Jean Laplanche distinguant deux principes de nirvana, le nirvana du moi issu du principe de constance et le nirvana de pulsion issu du principe d'inertie. Mais il ne semble pas avoir poussé son raisonnement jusqu'au bout en examinant ce qu'il en est du principe de nirvana, dans ce cas de blocage direct de la libido par la pulsion de mort, sans passer par la décharge explosive préalable. Le modèle cybernétique est ici particulièrement précieux et heuristique pour replacer les faits dans le cadre de l'ensemble des possibilités logiques. Aussi, je ferai l'hypothèse d'un troisième principe de nirvana que je propose de nommer "le nirvana du non-soi". Le processus homéostatique de la pulsion de vie conduit à la joie non duelle dans l'ici et maintenant (nirvana du moi). Le processus de runaway de la pulsion de mort conduisait, sous sa forme d'accumulation positive, à la décharge explosive (nirvana de pulsion), et il conduit ici, sous sa forme négative, au blocage de la mort par anesthésie au "nirvana du non-soi". Mais il faut faire attention au piège des mots. Dans "nirvana du non-soi", j'emploie le terme "Soi" dans le sens jungien et non pas dans le sens freudien (self, personnalité...) ou dans le sens bouddhiste. Remarquons d'abord que les traductions françaises courantes de "non-soi" de la notion bouddhiste sont tout à fait incorrectes si on prend ce "soi" dans le sens jungien. J'ai mis trois ans à le comprendre, ne pouvant rejeter les faits et démonstrations de Jung comme du bouddhisme. Dans le contexte bouddhiste, on ne devrait parler que de "non-ego", au sens psychologique, et même pas de "non-moi", impossible pour une relation saine à la réalité conventionnelle dans cette vie. L'ego est un moi narcissique refermé sur lui-même et non un moi sain. La confusion du non-ego avec un non-soi, au sens jungien, est dramatique et conduit à un nirvana de néant exprimant la pulsion de mort extrême, et à la compréhension comme un néant de la vacuité qui est au contraire, sous une formulation négative, l'Absolu du Soi non duel coextensif au cosmos et dont la formulation est notre "nature de Bouddha". Je ne peux donc nommer ce nirvana le "nirvana du non-moi" qui serait plus parallèle au nirvana du moi.

Le "nirvana du non-soi" est bien cette néantisation par asphyxie venant de la peur de vivre et/ou d'une fausse interprétation mystique.

C. Dérivés de la pulsion de mort

Pour Rechardt, les dérivés de la pulsion de mort surgissent en un cercle vicieux par le pouvoir démoniaque de la compulsion de répétition. Ils se manifestent de façon diffuse par une opposition contre toute forme de désordre et contre le surplus de la libido non liée.

Les quatre types fondamentaux des dérivés de la pulsion de mort sont le retrait, la destruction, la psychose -que nous n'aborderons pas ici- et la mort.

1. Fonction de retrait non destructrice

Par cette fonction de retrait avec déplacement, la pulsion de mort forme, pour Rechardt, une carapace protectrice contre les stimuli : indifférence, retrait, fuite, culpabilité, honte, angoisse, paralysie, apathie, vide, ennui, dégoût... La pulsion de mort s'exprime dans un appétit de repos, un état d'inertie, une passivité après avoir cessé de se battre, caractérisée par des affirmations telles que "Je suis fatigué", "Je ne veux pas", "Cela ne sert à rien", "Je n'aime pas cela". La forme la plus noble de ce retrait, citée par Rechardt, est une abstraction généralisante pour maîtriser ce qui est absent, source possible de créativité.

Ce dérivé de la pulsion de mort fonctionne selon le mécanisme du cercle vicieux du runaway négatif.

2. Fonction d'expulsion destructrice

La fonction d'expulsion destructrice n'est, pour Rechardt, qu'un moyen de lutter pour accéder à cet état de paix visé par la pulsion de mort. La destruction est une façon de mettre fin au désordre... Mort et destruction sont des moyens extrêmes de mettre fin à la désorganisation. La base de toute destruction psychique se trouve dans l'analité (Grunberger) qui consiste à expulser, à détruire, à rendre informe et sans vie.

Cette fonction se manifeste par l'envie, manifestation extérieure de l'instinct de mort pour Melanie Klein, mais surtout par la haine, la rage, l'agressivité, la destruction.

La pulsion de mort est d'abord la pulsion de sa propre mort. L'auto-agression est première et Freud refuse une pulsion d'agression; c'est toujours la mort de l'individu lui-même qui est considérée dans la pulsion de mort. L'autodestruction est l'expression fondamentale de la pulsion de mort, l'hétéro-destruction ne constituant qu'une tentative de soulagement de la tension interne. Les émeutes de Los Angeles, en 1992, en sont une profonde illustration : les jeunes marginalisés ont détruit leur propre environnement et non celui des quartiers chic. Le sadisme est une déflexion de la pulsion de mort sur le monde extérieur. "On n'agresse jamais que soi-même. Même quand on tue quelqu'un, c'est une partie de soi qu'on tue, ou on se défend contre le désir de tuer une partie de soi", dit Green.

Les interdits moraux luttent pour la paix par la destruction pure : ce qui perturbe sur le plan moral est absolument mauvais et doit être détruit, car la pulsion de mort est intransigeante. La négation, chose pensée et reconnue non comme réelle, mais seulement comme une image, fait partie de l'instinct de destruction (au contraire, d'Eros dépend l'union et son substitut l'affirmation). Les "bien-pensants" et les délinquants participent donc du même mécanisme d'instinct de mort; mais les délinquants ont plus de chance d'évoluer, car ils ont de l'énergie qu'ils arrivent à extérioriser, même si c'est encore d'une manière négative.

Si la pulsion de vie prédomine sur la pulsion de mort, l'agressivité est par contre au service de la vie.

Ce dérivé destructeur de la pulsion de mort fonctionne selon le mécanisme du cercle vicieux du runaway positif.

3. La douleur

Renaud chante à juste titre dans *Cent ans* :

"La souffrance c'est très rassurant,
ça n'arrive qu'aux vivants"

Hanna Segal met l'accent sur le fait que le travail de l'instinct de mort suscite la douleur dans le moi qui désire vivre et rester intact. "Une grande douleur est toujours présente quand l'instinct de mort est à l'oeuvre." Mais "toute douleur vient du fait même de vivre." Souffrir c'est vivre; la souffrance et la mort sont incompatibles. Alors pourquoi "si l'instinct de mort est une tentative faite en vue de ne pas percevoir, de ne pas sentir, de refuser les joies et la douleur de vivre, pourquoi ce travail de l'instinct de mort est-il associé à tant de douleur ?" : La douleur est éprouvée par le moi libidinal, originellement blessé par la menace de mort. "L'instinct de mort, comme l'instinct de vie, recherche la satisfaction, et la satisfaction de l'instinct de mort (à défaut de mort) est dans la douleur." "A éprouver du plaisir dans la douleur, il y a aussi la satisfaction du triomphe remporté par cette partie de soi qui est dominée par l'instinct de mort sur le désir de vivre."

D. Angoisse de mort et pulsion de vie

L'angoisse de mort n'est elle-même qu'une manifestation de la vie
Paul Diel

1. L'angoisse de mort est l'angoisse du moi face à sa disparition

Pour Laplanche et Rechardt, l'image de la mort est un état d'impuissance absolue, d'assujettissement total à nos besoins, d'une absence totale de ressources face aux attaques des pulsions internes. Cet imaginaire de la mort montre notre isolement en tant qu'individu, loin de toute possibilité de secours, enterré vivant.

Pour Laplanche, la pulsion de mort existe au plus profond du ça, mais l'idée de mort est absente de l'inconscient, et donc la peur de la mort également. Hanna Segal affirme le contraire : "Je dis qu'il y a une peur de la mort dans l'inconscient depuis l'origine."

Mais, pour ces deux psychanalystes, cette peur ne porte pas dans l'inconscient sur la mort biologique que connaissent les adultes. Pour Segal, c'est une réponse à l'excitation d'annihilation provoquée par l'instinct de mort dont la pression sur le moi rend la mort biologique beaucoup plus effrayante.

Laplanche précise que "la mort visée dans la pulsion de mort n'est pas la mort de l'organisme, mais la mort de cet organisme qui, chez l'être humain, représente les intérêts de l'organisme biologique, c'est-à-dire le Moi."

Pour Laplanche, l'angoisse de mort est la perception de l'élaboration par le moi (tout affect a son siège dans le moi) de l'angoisse de mort provenant du travail interne de la pulsion de mort dans l'inconscient, grâce à sa seule représentation possible, celle d'un danger pour la vie. L'appréhension par le moi de l'attaque destructrice du ça est perçue comme possibilité d'annihilation. De même, pour Segal, le travail de l'instinct de mort suscite dans le moi qui désire vivre et rester intact la crainte (l'angoisse est à l'origine une réponse à la menace de mort) et la culpabilité, qui pour Freud provient de l'instinct de mort.

"Je ne vois pas de différence entre l'annihilation totale irréversible et la mort. La peur de l'annihilation et la peur de la mort sont pour moi la même chose", déclare Hanna Segal.

2. *Critères subjectifs de la pulsion de vie*

Voici deux critères fondamentaux de la pulsion de vie, essentiels pour ceux qui accompagnent les personnes en fin de vie. Tous deux sont cités, sans en faire une analyse directe en tant que pulsion de vie, par la psychologue accompagnatrice canadienne, Johanne de Montigny.

a) Le désir de conscience

Elle raconte, lors d'un accident d'avion mortel, dont elle a réchappé, son sentiment d'un "espoir de tenir le coup, de ne pas mourir avant de mourir, d'être vivante jusqu'au bout.. d'être présente à ce (se) mourir. Au fond, j'avais le choix de m'évanouir ou d'accueillir l'accompagnement." Cette volonté de conscience est une expression de la pulsion de vie.

Je devais moi-même être opéré; lorsque l'anesthésiste m'a demandé si je préférais une anesthésie locale ou totale, j'ai spontanément répondu "locale", ce qui m'a surpris car à froid je penchais pour le contraire; ce fut une bouffée de pulsion de vie dont je fus conscient et heureux; et il se trouve que le chirugien, au vu des derniers examens, a jugé l'opération prévue inutile !...

Les opérations avec anesthésie locale par l'acupuncture en Chine doivent avoir un meilleur pronostic que les mêmes en Occident. Un accouchement préparé pour être "sans douleur" doit être bien plus bénéfique pour l'enfant que si la mère accouchait sous anesthésie; certainement que sa pulsion de vie est très supérieure dans le premier cas.

La pulsion de vie va dans le sens de la plus haute conscience, alors que la pulsion de mort va dans le sens de l'inconscience (anesthésie, toxicomanie en général, refoulement...).

b) La joie

Johanne nous fait part aussi de sa joie : "la joie que je porte en moi, liée à la vie, tout à fait présente, surtout à mon réveil, à l'aube, à ce sentiment de célébrer la vie et d'être heureuse... Pour accomplir mon travail, il faut vraiment aimer la vie, aimer à en faire partie, aimer vivre, aimer. J'ai parfois la prétention de communiquer cette joie au patient... L'on doit être extrêmement vivant, au sens d'aimer la vie, pour accompagner un mourant." Cette joie est la pulsion de vie, et non pour elle "peut-être une défense contre la dépression", hypothèse de modestie que fait Johanne. Car sa joie n'empêche pas ses moments de tristesse, alors qu'une façade de joie continuelle pourrait n'être qu'un mécanisme de défense. J'ai pu constater depuis peu d'années que les pleurs mêmes ne perturbaient pas cette joie intérieure jaillissante.

E. L'amour de la mort et l'amour de la vie

Erich Fromm, en particulier dans *Le coeur de l'homme,* formule une hypothèse cohérente intégrant les notions freudiennes de pulsion de mort et de caractère anal.

Pour lui les trois tendances qui vont à l'encontre de la vie ont l'essence même du mal : l'amour de la mort, le narcissisme et la fixation symbiotique à la mère, qui, réunis, forment le syndrome de l'avilissement, source des pathologies les plus lourdes et des manifestations sociales de destructivité perverse et de barbarie .

Il appelle la tendance à l'amour de la mort "nécrophilie", dont la perversion sexuelle de ce nom n'est qu'une expression manifeste sexualisée non obligatoire. L'amour de la mort est la perversion par excellence, basée sur le paradoxe que "tout en étant lui-même une créature vivante, le nécrophile n'aime ni la vie, ni l'épanouissement, mais la mort et la destruction", et son crime est l'interpénétration de la vie et de la mort (sadisme, masochisme, nécrophagie, coprophagie...).

1. Caractères de l'amour de la mort

La tendance à l'amour de la mort s'exprime par les traits suivants :

a) Attrait, pouvant aller jusqu'à la fascination, pour tout ce qui est mort : matières fécales, pourriture, saleté, cadavres, anéantissement...

b) Vie affective de sentimentalité tournée vers le passé : plaisir à caresser les sentiments éprouvés jadis, ou imaginés avoir été éprouvés.

c) Admiration de la force, détenant le pouvoir de détruire : violence d'humilier, de dépouiller l'autre, de le priver de sa liberté, allant jusqu'à l'aptitude à tuer; celui qui aime la mort aime ou prend comme objet de ses fantasmes sexuels ceux qui tuent ou des personnes âgées ou des personnes proches du moment de mourir, et il admire le leader politique qui ne répugne pas au meurtre.

d) Recherche de tout ce qui est figé et mécanique (bureaucratic mettant au sommet de l'échelle des valeurs l'obéissance et le bon fonctionnement du système, chosification de l'être humain...), en désirant transformer l'organique en inorganique, avec une soif de certitude. Cela s'accompagne de la préférence donnée à l'avoir sur l'être. Les seuls objets auxquels il peut s'attacher sont ceux en sa possession, prenant toute menace envers sa propriété comme une menace envers sa personne. Il aime exercer sa domination sur ce qui l'entoure et tue la vie. En fait la vie lui fait profondément peur parce qu'elle est, de par sa nature même, imprévisible et incontrôlable. Aussi la loi juridique et l'ordre social sont pour lui des idoles. Pour se rendre maître de la vie, il faut la transformer en son contraire, la mort, qui est assurément le seul fait certain de l'existence.

e) Attirance envers les ténèbres de la nuit (grottes, profondeurs océaniques...). Dans le film *Le grand bleu* nous avons pu sentir l'appel des fonds sous-marins comme un désir inconscient de mort. Comme le fait remarquer Fromm, c'est le désir de retourner à l'obscurité de la matrice, à l'état archaïque de la vie animale ou de la substance inorganique.

Ce diagnostic éclaire parfaitement des personnages comme Hitler et, à plus petite échelle, l'assassin des vieilles dames tout comme le processsus mortifère de l'institution pénitentiaire.

2. *Caractères de l'amour de la vie*

Au contraire la tendance à l'amour de la vie, "biophilie", se caractérise par :

a) La tendance des organismes vivants à se maintenir en vie. Fromm, optimiste, affirme que préserver et affirmer son existence est un attribut intrinsèque de toute substance vivante, alors que Freud, pessimiste, posait le postulat de la pulsion de mort.

b) La substance vivante tend à l'intégration et à l'union, à rassembler des unités de nature différente et à se développer de façon structurée. C'est la dynamique de l'unification et de la croissance. Fromm a ici des accents teilhardiens. Cette recherche d'une croissance organisée et fonctionnelle, dans un cycle union-naissance créative et qualitative du nouveau-développement, s'oppose à la recherche du mécanique figé de l'amour de la mort.

c) La personne exprimant l'amour de la vie "aime mieux construire que conserver ce qui existe. Elle est capable d'émerveillement et préfère la nouveauté à la sécurité qu'apporte la confirmation d'une réalité ancienne. La vie est pour elle une aventure qui la passionne... Elle accorde son attention à l'ensemble plutôt qu'aux parties, à la structure globale plutôt qu'à l'addition des composantes. Si elle cherche à influencer autrui, c'est par l'amour, par la raison, par la vertu de l'exemple, jamais par la force..."

d) L'éthique biophile est objective : "Tout ce qui est au service de la vie est bien, tout ce qui est à celui de la mort est mal." "Le bien, c'est le respect pour la vie, la recherche de tout ce qui favorise la croissance et l'épanouissement, le mal, au contraire, tout ce qui contribue à brider l'existence, à la rétrécir, à la morceler. La joie est une vertu et la tristesse un péché." Cela n'a rien à voir avec une morale de coercition du surmoi freudien, "ce gardien sévère et tyrannique qui n'hésite pas à avoir recours au sadisme pour faire régner la vertu", et qui envahit la personne de remords et de culpabilité qui ne sont que des manifestations de tristesse et de dégoût de soi-même. Le ressort de la moralité biophile est au contraire l'amour de la vie et de la joie, sans remords passéistes mais en se tournant rapidement de façon positive vers la vie, en s'efforçant de faire le bien.

Freud considérait que la force respective des pulsions de vie et de mort restait constante et que la pulsion de mort ne pouvait choisir que de se diriger vers l'intérieur ou l'extérieur. E. Fromm, plus optimiste, constate que de meilleures conditions éducatives de l'enfant peuvent l'aider à développer son amour de la vie, selon la maturité des parents (au caractère génital et non anal) et selon les conditions sociales.

F. La panique du Moi face à la mort

L'analyse de Bernadette Lamboy rejoint celle de Krishnamurti que nous développons dans notre autre livre *Morts extra-ordinaires*. Le moi rationnel reconnaît la mort comme fin naturelle de tout processus vital et sait bien qu'il est voué, un jour ou l'autre, à disparaître.

Mais le moi, qui se donne pour vocation de se consolider et de s'affermir par sa nature même, ne peut inscrire la mort dans son programme; l'ordre du moi est fermé à la mort et l'exclut de lui-même. Aussi la fin du moi est-elle inadmissible; l'idée de sa propre disparition lui est inconcevable et intolérable, et l'effroi le hante car il sait qu'il n'aura pas le dernier mot. Le moi, indispensable dans cette vie, s'il se prend pour le nombril du monde et devient un ego fermé, est donc voué à l'échec. Le moi sain a dû se différencier, mais sur sa lancée il se déconnecte de la source du Soi, croit parvenir à se suffire à lui-même et veut détenir le pouvoir sur lui-même et son environnement. En découvrant sa propre identité et sa permanence, le moi récuse l'intrusion de la mort et se dresse contre elle.

"La mort est le talon d'Achille d'un système, fondé sur l'auto-régulation et l'hyper-contrôle."

Plus le moi est coupé de son environnement humain et cosmique, ainsi que du vécu profond du Soi, plus grandit l'angoisse de mort. Par contre, plus le moi, acceptant la prééminence du Soi, laisse un accès à la dimension non duelle, plus il entre dans une dimension où la peur de la mort est absente.

Au seuil de la mort, le moi n'a pas d'autre choix que de céder la place; il peut alors saisir l'occasion de s'ouvrir à la dimension de son identité véritable.

L'angoisse de mort, c'est celle de perdre l'image du moi, la mort menaçant cet attachement viscéral et fragile à être ce moi imaginaire. Emmanuel Mounier dit bien que "ce n'est pas la mort qui pose un problème philosophique, mais le fait que JE meurs" (cité in B. Lamboy).

Le "je" ne peut ni penser ni connaître la mort, néant du "je". Il ne peut penser qu'autour de la mort, avant la mort. Ainsi la pensée doit renoncer à connaître la mort. "La mort ne peut être pensée, puisque le fait de la penser justement la nie et établit l'existence de celui qui la pense." Et après, quand "je" suis mort, il n'y a plus de "je" pour me voir mort. L'angoisse surgit du heurt entre la conscience de la permanence du moi et l'anticipation de sa disparition.

L'angoisse réside non dans la mort elle-même mais dans l'anticipation imaginative de la mort, chez celui qui ne sait pas vivre dans l'ici et maintenant.

Le moi, oeuvre de toute une vie qui gouverne sans partage, ne peut se résoudre à abandonner son pouvoir et son territoire; d'ailleurs le ferait-il que ce serait encore un acte du moi. Ce paradoxe (qui ressemble à un koan zen) ne trouvera sa solution qu'en passant à une autre dimension, celle du Soi non duel, par le lâcher-prise.

Le passage pénible de la mort n'est donc pas l'agonie inconsciente, mais ce moment de lucidité décroissante entre le moi et le non-moi, le moi encore conscient en train de s'échapper à lui-même. Déjà, de leur vivant, certaines personnes ont tellement peur d'abandonner leur moi et de ne pas le retrouver qu'elles sont incapables de se relaxer et même de s'endormir. La prise de somnifère est une façon pour le moi d'éviter d'avoir à mourir. Pour ne pas être témoin de sa propre négativation, de sa dé-formation, de sa dé-mission, le moi raidi cherche la "bonne" mort dans l'inconscience, que la mort soit instantanée (une crise cardiaque pendant le sommeil, le rêve !...) ou endormie par des drogues. C'est justement ce qu'au Moyen Age on appelait la "male" mort, cette mauvaise mort qui empêchait de partir en paix avec Dieu et avec ses proches. L'approche tibétaine, de faire de la mort une méditation, va aussi à contresens du déni actuel de la mort en Occident.

Si l'angoisse est trop forte, il ne reste plus qu'à "mourir" avant la mort, c'est-à-dire à sacrifier son moi de son vivant. Dès lors la mort est abolie et l'angoisse de la mort disparaît. On n'a, en effet, plus rien à perdre; la mort restreinte du moi se substitue à la mort et scotomise l'acte de mourir. Une première façon d'y arriver est tristement dérisoire, comme Gribouille se jetant tout habillé dans la rivière pour que son beau costume neuf ne soit pas mouillé par la pluie ! L'impasse paradoxale de cette solution peut être le suicide, gestion de sa mort, dernière illusion du moi croyant affirmer son pouvoir sur la vie et la mort.

Cela peut être aussi la folie qui fait chèrement payer ses avantages secondaires; les symptômes psychiatriques de dé-personnalisation nous semblent mortifères, car, là aussi, le moi s'échappe à lui-même. Le schizophrène se trouve dans un état d'indifférenciation, de non-séparation, qui lui donne l'impression magique d'omnipotence et d'immortalité.

Une façon intermédiaire d'y arriver a été, dans l'histoire, de ne pas développer un moi individuel, mais seulement un moi de groupe, de façon que les individus puissent mourir, alors que le moi collectif échappe, ou croit échapper, par manque de perspective temporelle, à la mort. Cela a été le cas au Moyen Age occidental ou chez les peuples dits "primitifs". L'absence d'angoisse de la mort est cependant payée cher, alors, par un sous-développement psychologique et spirituel de chaque membre de la société. Le moi individuel est faible parce que le processus d'individuation (Jung) n'a pas démarré. De toute façon, en Occident actuellement, ce choix n'est pas possible, car toute notre culture a été orientée, depuis plusieurs siècles, sur le développement du moi et qu'un retour en arrière ne serait pas accepté par la population. Il y a, cependant, encore une sublimation collective permettant d'échapper aux aléas individuels, par exemple en se donnant à une grande cause idéologique qu'elle soit humanitaire ou terroriste. En fait, il n'y a qu'une solution de progrès : aller de l'avant, se construire un moi fort et le transcender dans l'amour universel.

"Mourir avant de mourir" est une expression mystique des soufis que nous étudions dans notre autre livre *Morts extra-ordinaires*; c'est une voie spirituelle qui permet de transcender l'ego pour s'ouvrir à la dimension non duelle. Le bouddhiste, aussi, se prépare toute sa vie à accepter la disparition du moi et peut-être à la réaliser par ses méditations sur le "non-moi" et la vacuité ! S'il n'est pas arrivé à atteindre cette illumination durant sa vie, sa préparation pourra l'aider à l'atteindre au moment de la mort. La réalisation du Soi dans la psychologie transpersonnelle peut donner un résultat semblable. Et il y a encore bien d'autres voies... Dans tous ces cas, on arrive à vivre à la fois sur deux plans, selon le vocabulaire bouddhiste : la réalité conventionnelle où l'existence du moi est indispensable pour sa survie et son développement, et la réalité ultime non duelle transpersonnelle et spirituelle.

G. Mort et différenciation des deux sexes

Ruth Ménahem propose une thèse originale que l'on pourrait comparer à celle de Bruno Bettelheim dans *Les blessures symboliques*.

1. L'archétype de la femme, maîtresse de la vie et de la mort

Ruth Ménahem remarque que "faire" et "être" sont respectivement des valeurs masculines et féminines : "Il y a un malaise dans notre civilisation fondé sur la valorisation du "faire", composante masculine avec l'accent mis sur les productions; on doit toujours faire quelque chose. Pourtant le sentiment d'existence doit être ancré à la composante féminine de l' "être". Faire sans se sentir exister conduit à une agitation insignifiante et souvent à la dépression. Refuser la composante féminine, c'est perdre le sens de la vie et aussi celui de la mort."

Elle fait remarquer que la femme détient les secrets de la génération, de la vie (ou de l'amour) et aussi de la mort. Ces trois fonctions féminines sont symbolisées dans la mythologie, respectivement par les 3 Parques (génitrice, amante, mort) ou par la Lune, Vénus et Hécate (la Lune noire).

Louis-Vincent Thomas le reconnaît aussi : "L'accompagnement du mourant demeure avant tout une fonction maternelle. Qui mieux que la femme peut aider à naître et à dé-naître, toute mort étant en effet dénaissance." (Préface de *L'amour lucide*).

2. Le déni de la différence des sexes

"Les différentes solutions apportées au complexe d'Œdipe, dans les cas favorables, conduisent à la reconnaissance de la différence des sexes et de celle des générations, c'est-à-dire à l'acceptation de la mort... Il semble qu'actuellement le déni de la mort ne peut se soutenir que d'un déni de la différence des sexes..." A l'heure actuelle, quelle est la mythologie proposée pour gérer l'angoisse de mort ? "C'est une solution radicale qui vise à gommer la différence des sexes et celle des générations pour créer un genre neutre et immortel... Tout doit devenir unisexe : allure, vêtements, coiffure... Gommer la différence des sexes, c'est faire l'impasse à la mort, en instaurant un genre neutre, hermaphrodite, auto-générateur et immortel... Il s'agit de briser la différence entre les sexes, car elle ne renvoie pas seulement à la reconnaissance du manque - un autre est détenteur de ce que l'on n'a pas -, à la crainte de la castration, mais aussi à la blessure narcissique d'être à l'âge de l'Œdipe un objet sexuel insuffisant" (Ruth Ménahem).

3. Dynamique du mourir chez l'homme et la femme

Ruth Ménahem constate que les peurs ne s'expriment pas de la même façon chez l'homme et chez la femme. La femme peut rechercher dans la mort la confirmation narcissique dont elle a été privée. "On a décrit chez la femme le fantasme de la mort-séduction sous le nom de complexe d'Arlequin (McClelland et Greenberger). Les fantaisies érotiques de femmes en phase terminale de maladie - et mourir de plaisir - sont la version actuelle du mythe de Perséphone. La jouissance absolue ne peut être trouvée que dans la réalisation du désir de mort." La puissance des mouvements libidinaux est grande chez les femmes mourantes; ils "ont été décrits par M. de M'Uzan comme travail du trépas qui s'effectue sous deux formes : l'expansion libidinale et l'appétence relationnelle." Pour affronter la mort, la femme va se constituer un double de sexe opposé, afin de recevoir ce que sa mère n'a pu lui donner. L'homme, lui, s'efforce de conserver son narcissisme par la complétude narcissique totale que représente la mort. La mort peut avoir, pour le garçon, une dimension oedipienne de retour à la mère-mort, et correspondre à un fanstasme d'union mortifère avec la femme en transgressant l'inceste. Pour affronter la mort, l'homme va alors "se constituer un double du même sexe, par crainte de la mort dont la femme est porteuse... Ce double a pour fonction d'empêcher la jouissance, la transgression de l'inceste par la fusion avec la mère-mort."

L'importance accordée par les hommes à l'intégrité du corps féminin, toujours lisse, immuable, sans trace de vieillissement, pourrait s'interpréter comme une défense contre la mort, car, pour eux, la mort est femme.

4. Influence du sexe de l'accompagnant de la personne en fin de vie

a) L'accompagnement par une femme

Etant donné que l'archétype de la femme est d'être maîtresse de la vie et de la mort, son rôle sera fort dans l'accompagnement, mais aussi bien positivement que négativement, selon les projections de la personne en fin de vie.

Ruth Ménahem conclut de son analyse qu'un accompagnateur-femme mettra la femme mourante dans la situation de conflit, qu'elle a connue depuis sa petite enfance, avec la mère, ce qui pourrait troubler son acceptation de la mère-mort. Dans le cas où c'est un homme qui est accompagné, l'accompagnement féminin peut le placer dans une énergisation de son angoisse de l'inceste et aggraver sa peur de la mort par inceste avec la femme-mort.

Au contraire, Marie de Hennezel met l'accent sur le rôle maternel positif dans l'accompagnement de certains mourants. Pour un tel malade c'est "l'enfant, voire le nourrisson en lui, qui cherchera la mère, la bonne mère en moi, parce que la mort avance avec des allures de mauvaise mère et que j'aurai à jouer un rôle de pare-excitations, de protection contre l'angoisse massive... permettant au patient de lâcher prise, de se laisser porter, et peut-être de vivre d'ultimes expériences." Elle constate que certaines personnes mourantes "cherchent un contact affectif empreint de sécurité et de tendresse. On dirait qu'elles sont en quête d'une sécurité perdue ou jamais trouvée et qu'il leur faut vivre pour pouvoir aller plus loin, c'est-à-dire mourir. Là, il est bon d'être toute tendresse, toute présence à l'autre."

D'où vient une telle divergence ? L'hypothèse intéressante de Ruth Ménahem reste théorique, alors que, sur le terrain, Marie de Hennezel ne semble pas rencontrer ces cas. Peut-être que les mourants qu'elle voit ont dépassé ces problèmes freudiens !... Peut-être aussi est-elle la bonne mère, vie et amour, avec une telle force qu'elle permet au mourant d'affronter sans peur la mauvaise mère-mort.

b) L'accompagnement par un homme

On peut tirer en conclusion des thèses de Ménahem que, pour la femme comme pour l'homme mourant, un accompagnateur de sexe masculin semble particulièrement facilitant en raison des projections du malade, libidinales pour la femme, et fraternelles pour l'homme. Mais le problème ne semble guère se poser en pratique.

On constate au contraire que l'accompagnement des personnes en fin de vie est fondamentalement le fait de femmes en raison, je crois, de leur capacité supérieure d'amour universel et d'expression de cet amour.

Il convient alors d'encourager l'accompagnement des personnes en fin de vie par des hommes d'amour. Certains hommes sont tout aussi capables de jouer ce rôle maternel et protecteur.

Mais on doit se méfier de toute théorisation exclusive et le diagnostic psychanalytique est difficile au stade terminal. Il sera bon de proposer le plus souvent possible un accompagnement par deux personnes, si possible un homme et une femme, vus plutôt chacun en tête à tête, afin de permettre de trouver expérimentalement la situation la plus apaisante. Le malade sait d'ailleurs choisir son accompagnateur dans l'équipe soignante ou parmi ses proches.

c) L'accompagnateur, au-delà du sexe

Marie de Hennezel remarque que le sexe de l'accompagnant n'importe nullement pour deux autres types de mourants. Des malades "plongent petit à petit dans l'inconscience. Certains nous quittent progressivement en se détachant peu à peu, en s'éloignant. Ces personnes ont besoin d'une présence calme et sereine qui les laisse tout simplement partir."

D'autres malades ont une demande adulte et fraternelle "parce que, incontestablement, la question du rapport sexué s'estompe, passe au second plan. Le contact n'est pas tant entre des corps sexués qu'entre des âmes, entre des corporalités animées".

3. LES PHASES PRECEDANT LA MORT

L'agonie était autrefois relativement rapide; par exemple pour la peste elle durait 3 jours. La phase terminale apparaît aujourd'hui en raison des progrès de la médecine.

A travers la grande découverte d'Elisabeth Kübler-Ross (EKR) et les compléments apportés par ses disciples, nous aborderons le vécu du malade mais aussi le rôle éclairé et aimant de l'entourage. Le passage de ces étapes est en effet facilité pour le malade par l'accompagnement de quelqu'un auprès de qui il se sent autorisé à exprimer ses sentiments, ses craintes et ses espoirs.

A. Le démarrage

1. La nature des cinq phases du deuil

Dans les cinq phases classiques d'Elisabeth Kübler-Ross, le malade vit les étapes de son propre deuil, du deuil par rapport à sa propre vie. Ces étapes constituent le scénario du deuil. Ce sont les mêmes pour tout deuil ou toute perte au cours de la vie, dans la plus ordinaire de nos journées, ou pour le départ du foyer parental d'un enfant devenant indépendant, la perte de son emploi ou de son statut dans la société, la capacité perdue de conduire sa voiture, de marcher, de communiquer, de tout ce que l'on avait coutume de faire, en raison du vieillissement et de la maladie... Ce processus se produit chaque fois que nous sommes confrontés par les événements à la perte de notre pseudo-sécurité : notre image se désintègre et nous nous attachons désespérément à ce qui nous était connu avant que ne survienne l'inédit menaçant.

Ce sont les étapes de l'abandon à ce qui fait obstacle à notre nature véritable, et à notre ouverture, les phases de la transformation de notre situation tragique en un état de grâce, de notre confusion agitée en une claire sagesse pénétrante. C'est la voie de notre pèlerinage vers la vérité et l'amour; c'est une transmutation alchimique de tout notre être; c'est le passage de la résistance à l'acceptation, de l'enfer au paradis. En fait, ces étapes du deuil sont semblables à celles du développement spirituel.

Chacune des cinq phases doit être traitée avec la même attention, car toutes constituent le travail que nous accomplissons sur nous-mêmes. L'ordre des étapes est en général celui décrit ici, mais il peut y avoir des retours en arrière. D'autre part, de nombreuses sous-étapes facultatives ont été observées ultérieurement. En réalité, ces étapes sont des chosifications pratiques, une signalisation pour nous aider à nous y reconnaître et pour nous encourager à reconnaître l'impermanence de toute chose; il n'y a que le mouvement incessant du mental, qu'un flux et un reflux jamais solidifiés.

La description des cinq phases est avant tout une technique psychologique décrivant les pensées, émotions, sentiments et envisageant la mort comme quelque chose d'extérieur. Aussi la connaissance des phases de la mort renferme-t-elle en elle un poison : une tentation technocratique de se cacher derrière les idées d'un modèle et de les utiliser comme un mécanisme de défense pour ne pas toucher la vérité vivante de la mort, de se déconnecter de son vécu, au lieu de vivre l'expérience avec l'autre. Les gens ne sont pas des phases et on ne peut pas les enfermer dans un modèle. Sans souplesse mentale et sans amour, la connaissance des phases ne fait que permettre de jouer au diagnostic en se distanciant de la situation. Après s'être exercé à identifier ces phases, il ne reste donc ensuite qu'à les oublier consciemment et à aimer. Il nous faut déboucher de la technique au plan spirituel qui n'envisage pas seulement le contenu, mais aussi l'espace dans lequel ce contenu se déroule, et le vivre de l'intérieur.

2. Permanence de l'espoir et effet choc

a) La permanence de l'espoir. L'homme ne peut vivre sans espoir, et l'espoir est la seule chose qui subsiste et est présente dans chacune des cinq phases. Il peut concerner l'amélioration de la santé, la découverte d'un nouveau médicament... Chez la même personne coexistent, à des moments différents, l'espoir et la connaissance de sa fin prochaine; l'espoir s'insinue par intervalles; c'est alors un démenti temporaire mais indispensable, une nourriture dans les moments les plus difficiles.

Le malade le plus réaliste et le plus consentant laisse la porte ouverte à la possibilité de guérir, et cette vision fugitive de l'espoir le soutient pendant des mois de souffrances. L'espoir est le sentiment que tout cela doit avoir un sens, ce qui donne au malade gravement atteint l'impression qu'il a une mission spéciale et le remplit de courage; cette raison légitime ses souffrances.

b) L'effet choc. Au moment d'un diagnostic ou d'une rechute, la prise de conscience de l'irréversibilité du processus menant à la mort et de sa proximité plus concrète a un effet destructeur et paralysant (sur les plans intellectuel, psychologique et physique), laissant la personne vide et sidérée (sans pensée, sans sentiment, sans parole et sans action). Tout repère et tout contact avec le monde intérieur et extérieur sont rompus, et le malade ne peut entendre aucune information ou réconfort : il faudra tout redire plus tard.

B. La dénégation (Phase 1)

1. Le processus

La dénégation, le refus ou le déni, est un mécanisme de défense contre l'angoisse, une protection involontaire et momentanée plus ou moins durable (phase allant de quelques minutes à ... quelques années), première façon de se relever progressivement de l'état de choc. La situation, confrontant à un bouleversement des données de son existence, est tellement difficile à accepter et à vivre qu'elle produit une réaction d'incrédulité : on ne peut intégrer l'information. On ne veut pas croire à la perte; il est décidé que ce n'est pas vrai. "Non, pas moi, ça ne peut pas être vrai", "Non cela ne peut m'arriver à moi" (les autres sont mortels mais moi je suis immortel !...), car dans notre insconscient nous sommes tous immortels. On dit que le médecin s'est trompé; on fait refaire les analyses; on consulte d'autres médecins...

La vérité ne peut être intégrée sans qu'on se sente menacé ou détruit. C'est ce qui rend si compliqué le problème de la vérité à dire au malade à chaque tournant de sa santé, sur sa maladie, son aggravation, sa rechute, l'aspect irréversible de son évolution ou l'inéluctabilité de la proximité de la mort. Selon les personnes, la dénégation est adoptée à chacune de ces révélations ou uniquement en fin de vie, ou même jamais. Comprendre ce mécanisme, le respecter, le laisser évoluer, n'est pas mentir ou trahir le malade qui en a alors besoin; c'est un mécanisme d'adaptation nécessaire.

Si le malade n'est pas prêt à faire face à la vérité, le mécanisme de la dénégation lui donne le temps d'apprivoiser la réalité avant de pouvoir l'assumer dans la lucidité. La dénégation fonctionne comme amortisseur après le choc de nouvelles inattendues, en laissant au malade le temps de mettre en oeuvre d'autres systèmes de défense moins absolus et moins exclusifs.

La dénégation peut venir d'un deuil profondément enfoui, par exemple si on a perdu sa mère lorsqu'on était très jeune. L'équilibre de la dénégation peut être rompu par un choc émotionnel, comme le décès d'un proche parent de la personne âgée, donnant l'occasion de devenir capable de pleurer, en accompagnant ce deuil et en lui donnant la possibilité d'exprimer son chagrin.

La dénégation est une dissimulation, une résistance à la vie et à admettre le sentiment de deuil que nous portons en nous et qui s'accroît quotidiennenemt; c'est un attachement à ce qui est vieux et connu, une tentative de ne pas accepter la réalité qui ne se conforme plus à l'image que nous avons de nous- même, un refus de ne plus pouvoir être celui que nous croyons être, un refus du présent.

La négation est aussi la première réaction des vivants à l'annonce d'une mort même attendue, même en service hospitalier, car on ne s'habitue pas à la mort.

Le prix de cette attitude, sur le plan de notre mental, est la perte de notre intelligence, notre démission face à la vérité de notre impermanence. Ne pas reconnaître ce refus nous maintient dans un état d'angoisse, de souffrance, de tribulations et de deuil.

Au moment où la médecine nous met face à l'évidence de la mort, notre mental continue à nier cette contradiction avec les modèles de réalité que nous avons élaborés pour nous sécuriser faussement.

La confrontation avec la réalité de la mort peut être cependant pour nous une chance. L'examen de cette attitude de refus de notre mental peut nous ouvrir davantage à la vie et nous permettre d'explorer qui est celui qui vit et qui est celui qui meurt.

2. *L'attitude de l'entourage*

Sur la base de la dénégation se sont développées des industries prospères : cosmétiques, chirurgie esthétique, pseudo-sports et pseudo-médicaments, maquillage du défunt comme pour aller à un cocktail, funérailles outrancières, réfrigération du corps à la mort... Toutes ont pour point commun le refus du déclin, la volonté d'ignorer le mouvement de transformation du corps, de sa naissance à sa mort. L'industrie funéraire aide même à nier la mort jusque dans la mort.

La dénégation est d'autant moins forte que le malade s'est préparé à la mort au cours de sa vie, et d'autant plus forte qu'il n'est pas prêt à entendre, et qu'il est informé de façon prématurée ou maladroite, ou par l'intermédiaire de quelqu'un qu'il ne connaît pas. Le médecin doit présenter le diagnostic de façon adaptée à la personne, en lui laissant le temps d'intégrer la vérité, et en laissant toujours une place à l'espoir.

Le déni est cependant une des façons de réagir les plus encouragées par la société qui "distrait" ses vieillards : on cache avec soin la mort dans les hôpitaux. On peut se demander qui nie le plus la perte de la mort, la personne âgée ou la société.

La dénégation n'empêche pas que le malade pourra être soulagé et heureux, à un autre moment, de parler à quelqu'un de cette mort prochaine, à son initiative et à sa convenance, quand il se sent capable d'y faire face. Et le dialogue doit prendre fin dès que le patient ne peut plus affronter les faits et retourne à son refus primitif. Surtout ne pas faire constater au malade ses contradictions. Nos réactions se répercutent sur le comportement du malade et peuvent lui être préjudiciables tout aussi bien que contribuer à son bien- être.

Le dialogue sur la mort et l'agonie est plus facile quand l'échéance est éloignée, car une personne en meilleure santé et plus forte pourra plus facilement affronter le problème et être moins terrorisée par la mort. L'entourage devra donc exploiter toute timide orientation du malade dans ce sens. Retarder ces conversations n'est pas un service rendu au malade, mais un simple mécanisme de défense des personnes qui le rencontrent. Cela montre que la préparation à l'acceptation de la mort doit commencer dès l'enfance !...

L'acceptation peut être seulement momentanée, car, comme le dit EKR, "les malades peuvent envisager l'éventualité de leur propre mort pendant un moment, mais ils doivent rejeter cette pensée pour continuer à vivre". Le soleil et la mort ne peuvent se regarder tout le temps en face.

3. La pseudo-dénégation

Le malade saura choisir son interlocuteur dans la famille ou le milieu hospitalier, et prétendra aller parfaitement bien auprès de ceux qui ne peuvent admettre l'idée de son décès.

C'est une pseudo-dénégation, ou une dénégation mensongère du malade par rapport à la famille ou au personnel soignant, si ceux-ci utilisent la dénégation comme mécanisme de défense; le discours du malade s'adapte alors à l'attitute de son entourage. Il n'est cependant pas dupe pour cela, et son isolement ne fait que croître.

C. La colère (Phase 2)

La colère (agitation, troubles de caractère, comportements agressifs, gestes désordonnés, appels incessants...) est une forme d'attaque, un des deux grands mécanismes de défense à l'approche d'un danger dans le monde animal.

1. Le processus

La colère, l'irritation, l'agressivité, la protestation sont naturelles dans un deuil. Le malade se rend compte "Eh bien oui, c'est bien à moi que cela arrive, ce n'était pas une erreur !", mais ajoute aussitôt : "Pourquoi moi ?". Il éprouve un sentiment aigu de frustration et d'injustice, il peut s'irriter de voir que les autres sont en bonne santé. La rage, l'envie, le ressentiment se partagent sa conscience.

La colère peut prendre la forme de troubles caractériels et d'un comportement obsessionnel; le malade veut tout contrôler, critiquer et remettre en question à chaque instant et dans chaque détail. C'est pour lui un moyen de contrôler son angoisse de mort qui se transforme en anxiété tatillonne de tous les instants; cette centration sur chaque détail dilue son angoisse et l'empêche d'être submergé par elle. Cette suractivité donne encore au malade le pouvoir de faire quelque chose pour lui, ou l'impression de pouvoir.

L'agressivité est souvent accompagnée de culpabilité chez le malade qui a souvent l'impression de scier la dernière branche à laquelle il peut encore s'accrocher.

Si la colère est trop culpabilisée ou trop ambivalente vis-à-vis de l'entourage, elle ne peut s'exprimer, et se transforme en comportements régressifs momentanés qui prennent une allure dépressive. Le malade se laisse prendre complètement en charge par l'entourage, refusant toute responsabilité et tout comportement adulte.

Cette sous-activité est un refuge contre une souffrance insupportable, un moyen d'intégrer une expérience destructrice. Elle peut être spontanément suivie de mécanismes d'adaptation adultes pour aborder la situation.

Lorsque l'on est confronté à la vérité de cette terrifiante reconnaissance de la réalité, naît la colère. On sort de l'ignorance de l'autruche, de la dénégation et on reconnaît que les choses ne se passent pas selon nos désirs; et ces désirs frustrés provoquent la redoutable tension de la colère. Elle provient d'un sentiment d'impuissance qui a toujours été présent en nous, mais qui devient visible, déversant alors la rage et l'impuissance de toute une vie, révolté devant l'injustice des choses, dans un isolement infiniment douloureux.

La colère dépassée, les frustrations sont alors prises comme elles viennent, sans se laisser embourber dans le ressentiment.

2. *Les relations aux autres*

La colère est souvent bloquée, car comment exprimer sa colère envers quelqu'un que l'on aime, un être cher disparu, des personnes envers lesquelles on ressent de l'attachement et même de la dépendance, ou soi-même ?

Cette colère est alors projetée agressivement tous azimuts. Tout n'est qu'injustice pour le malade. Il a besoin de vérifier qu'il n'est pas oublié. Il élève la voix, exige qu'on fasse attention à lui, se plaint, est constestataire : "Je suis encore en vie, ne l'oubliez pas ! je ne suis pas encore mort".

L'agressivité est une façon d'affirmer la seule puissance qu'il reste, de montrer par ses exigences que l'on est encore bien vivant, puisque l'on est capable d'être un emmerdeur. Et voilà une bonne façon de se venger de ceux qui ont la chance d'être libres, de vivre et de faire des projets. En détruisant l'autre, on projette à l'extérieur ce qui est inadmissible et mauvais en nous.

3. *L'attitude des soignants*

L'entourage ne comprend pas cette colère, qu'il trouve irrationnelle. En fait, cette colère est bien compréhensible : il nous faudrait un niveau spirituel peu commun pour ne pas être de méchante humeur si toutes nos activités étaient interrompues si prématurément, si nous n'avions pas vécu ici et maintenant et n'avions fait que projeter le bonheur sur la retraite. La colère est souvent le signe d'une profonde révolte contre l'injustice du sort, le signe d'une frustration insupportable par rapport à ce qu'on attendait de la vie, à ce que la maladie ou la vieillesse nous oblige à vivre, à abandonner ou à accepter. C'est le signe de l'énergie d'un désir de vivre qui ne trouve plus sa voie parce qu'il est coupé de son sens ou de ses moyens. C'est un S.O.S. face à la détresse, une manifestation active de l'angoisse.

Le personnel hospitalier se sent persécuté par ces signes continuels de non- confiance du malade dans la colère obsessionnelle. En comprenant leur cause, il acquiert la patience nécessaire.

Il faut savoir vivre cette colère comme une forme d'amour ou comme un processus qui propulse quelqu'un vers la vie, car la colère est une énergie et prouve que le malade ou le vieillard a encore de l'énergie qui lui permettra d'évoluer.

Le personnel hospitalier est déconcerté et mis mal à l'aise par l'aspect dépressif de la colère refoulée. S'il comprend cette phase, il n'essaie pas de la rompre artificiellement de l'extérieur, mais acquiert la patience d'attendre son retournement naturel.

Aider quelqu'un à exprimer sa colère lui permettra alors souvent de sortir de "sa" dépression.

Si les personnes de l'entourage ne savent pas analyser cette projection et n'en comprennent pas le sens, elles peuvent ressentir un sentiment d'impuissance, une culpabilité de ne pouvoir aider, une révolte et un sentiment d'injustice, qui peuvent amener la fuite de la distance protectrice (runaway négatif de blocage).

En sens inverse, si l'entourage en fait une affaire personnelle, la situation devient invivable, car, chacun réagissant personnellement, la colère croît dans un cercle vicieux. Leur argument de défense n'a rien à voir avec la vraie question (runaway positif d'explosion).

Pour dépasser cette phase, il faut une grande patience permettant de supporter les colères. Mais on ne peut être patient qu'à condition de ne rien craindre, c'est-à-dire ne de pas être sur la défensive. Cela n'est possible que si on a su faire face à ses propres craintes de la mort, à ses propres désirs destructifs.

Il faut apprendre à écouter le malade, à accepter ses colères en pensant que le soulagement qu'il trouve dans l'expression de sa colère lui permettra plus facilement d'accepter la perspective de ses derniers moments.

Il faut aussi donner au malade le sentiment qu'il est une personne à part entière et a droit à la considération. Un patient que l'on respecte, que l'on comprend, auquel on accorde de l'attention et un peu de temps, ne tardera pas à baisser le ton et à atténuer ses exigences, rassuré sur sa valeur et sur le fait que l'entourage lui permet de vivre au niveau le plus haut possible, qu'on l'écoute sans qu'il n'ait besoin d'élever le ton. Il suffit de lui rendre visite sans qu'il soit obligé de sonner, et de le faire non comme une corvée mais comme un plaisir.

Alors la projection du malade ne marche pas, l'entourage n'en étant plus complice en réagissant lui aussi par l'agressivité ou la soumission. Cette attitude empathique est le meilleur moyen pour aider le patient à la dépasser et à voir objectivement la réalité.

Si l'entourage a cette maturité de laisser s'exprimer cette agressivité jusqu'au bout, très vite apparaîtront une angoisse et une tristesse profondes (phase 3) qui montreront que l'entourage n'est pas visé personnellement, mais sert uniquement d'écran de projection.

Il ne faut pas juger la colère, mais en prendre conscience et s'y ouvrir. Accueillons cet écorché vif avec une attitude de douceur, d'acceptation de nos propres frustrations, en lui offrant un espace ouvert, dans lequel cette tempête peut se dérouler par elle-même. Mais attention, ces états de colère sont contagieux, et pour l'aider et nous aider, encore faut-il être capable de côtoyer cette personne se consumant de rage sans être paralysée par nos propres cris sur l'apparente injustice de la vie. Allons-nous être anéanti devant un tel déchaînement ? Allons-nous pouvoir garder notre coeur ouvert ? Pour ne pas tomber dans ces deux pièges extrêmes, nous devons faire lâcher prise à notre souffrance, afin de ne pas être dévoré par le feu de l'autre, accepter de laisser tomber la fierté vertueuse qui entretient la colère pour que puisse s'exprimer la compassion. Il s'agit, en définitive, d'être capable de reconnaître notre propre colère, sans le moindre jugement, avec la volonté d'être présent pour quelqu'un d'autre, autant que pour nous-même.

D. Le marchandage (Phase 3)

1. Le processus

Après la colère, indignation face à la réalité reconnue, vient la phase d'argumentation par laquelle on va essayer de transformer cette réalité. Le marchandage est une courte période dans laquelle le malade, ayant dépassé la colère, imagine un moyen de résoudre la situation en négociant une transaction qui retarde et éloigne l'échéance de la mort. Certes, la possibilité de la mort est acceptée, mais on essaye de gagner du temps en marchandant. Par exemple, "en échange d'une amélioration de ma santé, je vais donner telle somme d'argent"... Le "Promettez-moi que..." est un tremplin de vie.

Le marchandage inclut une prime pour bonne conduite, impose une limite irrévocable et comporte une promesse implicite que le malade ne demandera rien de plus si le délai requis est accordé. Mais aucun malade ne tient cette promesse, car une fois le but atteint, un nouveau marchandage survient.

Cela rappelle le comportement de l'enfant qui, après avoir exigé, mendie, ou qui essaie d'obtenir de ses parents ce qu'il souhaite en échange d'une attitude apparemment docile ou de services rendus.

Ce marchandage intrapersonnel prend souvent la forme d'un marchandage avec Dieu, maître de la vie et de la mort. Et un tel marchandage peut être tenu secret.

C'est le moment de promesse en échange du changement de situation (dons financiers, méditation, changements psychologiques ou spirituels...). Ces promesses ne se basent pas sur une motivation sincère, et ne sont qu'une monnaie d'échange pour obtenir ce que l'on désire. C'est une forme de chantage "Je ferai ceci, si je peux devenir comme ça". C'est le refrain du "si seulement". Notre motivation intéressée est plus de recevoir que de donner ou de se donner. Ce marchandage est courant dans la vie, même dans la pratique spirituelle qui est rarement "sans but et sans profit", comme disent les Zen. Il n'y a donc pas lieu d'être surpris si la promesse n'est pas tenue, même si la situation s'est pliée au voeu.

La personne gravement malade assume alors la précarité et les limites de son existence, mais met en même temps des étapes entre elle et sa mort, et se tourne vers la vie en élaborant des projets significatifs pour elle et donnant un sens à son existence altérée et menacée. Même si les pronostics sont graves, même si cela demande beaucoup d'efforts, l'investissement dans le désir et le vivre est à soutenir comme un jalon solide pour la personne en fin de vie. La transmutation sur le plan spirituel serait plus profitable au malade.

Le marchandage s'accompagne souvent d'un sentiment muet de culpabilité, qu'il faut débusquer et résoudre sur un plan psychologique et spirituel.

2. L'attitude des soignants et la résolution du marchandage

Ce comportement interroge les soignants, car ils sont habitués à déterminer seuls ce qui est bon pour le "patient". Il les dérange parce qu'ils craignent la déception. Mais le marchandage peut aussi remplir les soignants de joie et d'énergie, car des situations désespérées surgit parfois un grand espoir dans les capacités de l'homme.

Le marchandage faiblit quand nous devenons plus disponibles, et à ce moment les choses deviennent plus supportables. Lorsque le marchandage cesse, nous devenons présents à la vérité. Le marchandage est dépassé quand chaque action provient d'un sentiment de justesse plutôt que d'un pari sur le résultat, dans la perfection de l'instant, en accomplissant chaque chose pour elle-même, sans idée de réciprocité ou de récompense (combien de chrétiens ou de bouddhistes collectionnent les "bonnes actions" ou les "mérites", comme un chiffonnier fait les poubelles !). Nous renonçons aux fruits de notre labeur pour accorder à chaque instant sa plénitude. C'est le détachement dans l'action, prôné par la Bhagavat Gita en Inde ou les samouraïs Zen au Japon. Alors nous n'avons plus besoin de chercher à acheter notre sortie de l'enfer ni à soudoyer Dieu.

E. La dépression (Phase 4)

Le marchandage n'a pas donné le résultat escompté; tant d'efforts pour se retrouver au bout du rouleau, sans nulle part où aller. Survient alors la dépression devant notre vulnérabilité et notre impuissance face au changement.

La dépression est une forme de fuite, un des deux grands mécanismes de défense à l'approche d'un danger dans le monde animal.

Nous étudierons successivement trois types de dépression : celle provoquée par l'entourage, la dépression de réaction à sa propre évolution et celle de préparation.

1. La dépression provoquée par l'entourage

a) La dépression contagieuse (EKR)

C'est la perte d'espoir induite par l'entourage. Une cause très douloureuse de conflit provient en effet de la contagion du désespoir du personnel hospitalier ou de la famille, au moment où le malade a besoin d'espoir.

On ne doit pas abandonner un malade en le considérant comme perdu, qu'il soit ou ne soit pas guérissable. C'est celui qui est au-delà de tout secours médical qui a particulièrement besoin de soins. Si on refuse de lutter pour ce patient, il peut s'abandonner lui-même, et tout secours médical ultérieur sera vain, car le malade n'aura plus l'esprit dispos pour un recommencement, ne sera plus prêt à avoir de l'espoir envers ce nouveau traitement. Le personnel hospitalier doit partager avec le malade cet espoir que quelque chose d'imprévu peut arriver, qu'il peut éprouver une détente, qu'il vivra plus longtemps que prévu; ce n'est pas un mensonge. Le médecin doit dire au malade : "A mon avis j'ai fait tout mon possible pour vous aider, mais je continuerai à vous épargner le plus possible de souffrances". Dans ces conditions, le malade continue à garder l'espoir et le médecin reste un ami qui l'accompagnera jusqu'au bout.

Des malades déprimés, d'une incapacité morbide à communiquer, après que l'on a parlé avec eux du stade final de leur maladie, et qu'ils ont fait part de leurs inquiétudes sur la gravité de leur mal, de leurs anxiétés et de leurs espoirs, ont réagi à ces dialogues par un apaisement. Ils ont recommencé à manger, leur état s'est amélioré et un regain d'espoir est né.

b) La peur de l'abandon

Cette peur est souvent objective, principalement pour les personnes âgées.

Le lâchage par la société se fait de façon indirecte, et la réponse du vieillard se fera aussi indirectement : fixation de l'angoisse sur les besoins élémentaires (de nourriture, d'évacuation) ou par une réaction agressive.

Ces réponses indirectes, créant des perturbations supplémentaires et des sacs de noeuds, pourraient être en grande partie évitées si le personnel hospitalier savait reconnaître et accepter cette peur du vieillard, et avait le courage d'y répondre en l'aidant à vivre cette peur en restant proche de lui, affectivement et physiquement (le contact physique diminue la peur).

En affrontant la peur d'être seul et abandonné, le vieillard se retrouve alors paradoxalement dans une relation de non-abandon, et donc de dépassement de sa peur devenue partiellement sans objet, même si c'est dans une relation dans l'ici et maintenant et non avec ses relations familiales anciennes. L'entourage a alors particulièrement à aller vers le malade avec amour, le rassurant sur le fait de ne pas être abandonné au moins de certaines personnes.

2. La dépression de réaction à sa propre évolution (EKR)

a) Ses causes

1° La perte des acquis passés

La dépression vient de ce qui est perdu par rapport au passé : perte et séparation d'un certain nombre de choses dans notre existence et qui se situent à des niveaux très différents : perte d'autonomie, prise de conscience de sa vulnérabilité, de sa précarité, de sa mortalité, de son impermanence, deuil par rapport à l'image de soi relative à son corps et à son vécu psychologique, deuil de l'avenir et des projets, perte du travail, changement de ses rapports avec les autres, perte des rôles sociaux, bouleversement des repères, difficultés familiales, difficultés financières...

On se sent coupé de soi et des autres, de notre sens habituel et restreint de la vie et du désir qui le portait. On est privé de tout l'imaginaire; c'est une diminution de l'espoir face à l'évolution objective de la situation (aggravation de la maladie) et à l'affaiblissement progressif... Cela donne un sentiment de totale désorientation, après avoir perdu quelque chose d'essentiel.

Tout deuil ou perte, y compris la perte des illusions, entraîne forcément de la tristesse, phase nécessaire pour accéder à une autre perspective dans notre vie, à un nouveau sens de la vie, plus global, plus profond.

C'est une dépression bruyante, pendant laquelle le malade a beaucoup de choses à communiquer, a besoin d'échanges verbaux, fait des interventions actives et concrètes dans maints domaines.

Les problèmes cardio-vasculaires sont fréquents pendant la phase dépressive. Pleurer n'est pas forcément se laisser aller. Laisser se dire la tristesse peut permettre de ne pas y rester rivé.

L'apaisement peut venir du règlement des problèmes matériels, de l'écartement de sentiments peu réalistes, de la culpabilité ou de la honte, de la reconnaissance de sa propre estime par le malade. L'entourage peut aider le malade à tout cela. La dépression disparaît alors avec une surprenante rapidité lorsque ces préoccupations vitales sont assumées.

2. L'attachement de l'ego et la peur

La dépression vient de la prise de conscience de tout ce qui est perdu, de tout ce qui disparaît avec la personne, de tout ce que l'on va être obligé d'abandonner, de donner sans le vouloir, sans être détaché. La peur peut être une porte de sortie à un deuil non fait.

Il en est de même pour la perte d'un objet extérieur. Lorsque nous pleurons une personne qui est partie, c'est nous-mêmes que nous pleurons. La personne avec qui nous étions en relation n'est plus de l'autre côté du filet pour poursuivre le jeu de la vie auquel nous nous étions habitués; le miroir de notre amour s'est brisé... Sachons que c'est nous que nous pleurons; ce que nous ressentons, c'est la douleur de notre coeur, pas celle de l'autre. Ménageons-nous alors un espace dans notre coeur pour nous-mêmes.

La peur dépressive de l'attachement à l'ego peut évoluer de trois façons : une somatisation (maladies spasmodiques du tube digestif...), un pseudo- détachement de refoulement par peur de ressentir à nouveau la douleur de la séparation, ou enfin une transmutation en une véritable compréhension et une acceptation du détachement. C'est à cette nouvelle prise de conscience que le personnel hospitalier doit aider à accoucher.

b) Ses formes

1° La perte de la soif de vivre

Face à l'affaiblissement et à la dégradation, le désir peut se désinvestir de la vie, entraînant un détachement des amarres, un désinvestissement envers les personnes à qui le malade tenait, un repli sur soi. Cette dépression froide est un état vide de sentiment, de peur, d'angoisse, de nostalgie, de déchirement, qui permet d'aborder la mort sans souffrance consciente.

Cela bouleverse l'entourage familial qui ne vit pas les mêmes causes de détachement, encore plus que dans les phases précédentes; l'équilibre ancien est détruit non seulement par l'éclosion d'une personnalité profonde jusque-là inconnue, mais par un sentiment d'abandon.

Le personnel hospitalier peut aider le malade à transmuter de façon positive cet état en une expérience spirituelle de détachement, et aider la famille à comprendre le sens positif de cette évolution et à avoir la force d'évoluer elle-même à cette occasion, malgré ou grâce à sa violence.

2° La résignation

La résignation et la passivité pourraient être prises comme une forme d'acceptation (cf phase 5), mais sont plutôt, par leur coloration subie et non libre, une forme de la dépression.

Si le chagrin ne peut s'exprimer, le malade se renferme et perd le contact avec son entourage. Il entre alors dans une apathie émotive où il ne ressent plus le chagrin, mais n'est pas non plus capable de ressentir la chaleur et l'amour.

Cette dernière crise s'additionne à bien des renoncements, échecs et frustrations antérieurs. Le malade n'a plus ni perspective valable, ni force pour s'y accrocher. C'est une souffrance vécue sans expression violente, sans sursaut, dans un glissement progressif vers l'abandon et le silence.

La solitude favorise cette résignation passive, cette apathie néfaste à la santé physique et mentale. La personne isolée ou qui s'isole désire vivre, mais comme vivre signifie entrer en contact avec toutes ses pertes, la mort peut "venir en amie". Certains avouent : "Je n'en peux plus", et arrêtent de lutter.

Le personnel hospitalier ne trouve pas de point d'ancrage; il se sent impuissant et inutile, avec un sentiment d'échec. Il doit être encore plus présent, même de façon silencieuse.

3. La dépression de préparation (EKR)

a) Le processus

La dépression de préparation ne vient pas de ce qui est perdu par rapport au passé, mais tient compte de ce qui est sur le point d'être perdu. La dépression peut venir de la préparation à la séparation ultime d'avec les siens, pour celui qui sait qu'il s'achemine vers la mort. Il doit s'accoutumer à l'idée de perdre la vie, ses biens matériels, les personnes qui lui sont chères.

C'est le chagrin préparatoire, prenant souvent une forme silencieuse, que le malade doit affronter pour se préparer lui-même à se séparer définitivement du monde. Surmonter ces angoisses est indispensable pour atteindre un état d'acceptation et de paix.

Cette dépression a pour fonction de se préparer à la perte de tous les objets aimés; c'est un instrument qui facilite le passage à l'acceptation. Seuls les malades qui ont été capables de surmonter leur angoisse peuvent parvenir à ce stade final.

Dans ce type de dépression, un processus créatif peut être généré : on peut y puiser de grandes ressources pour une guérison profonde et on peut y trouver l'opportunité de nouveaux commencements. Car en nous obligeant à faire le constat que nous n'avons aucun contrôle sur l'univers, la dépression a le pouvoir de nous conduire vers une ouverture nouvelle. Par ce douloureux processus, nous nous dépouillons des parties de nous-mêmes qui sont appelées à mourir. Pour la première fois, nous assumons la responsabilité de notre attitude face au changement.

La dépression de préparation est un processus de transmutation alchimique ou tantrique par lequel nous examinons les scories de notre existence (colère, repli, angoisse...) et les transformons en une compréhension plus profonde, en une nouvelle richesse.

b) L'attitude de l'entourage

Notre première réaction, qui n'est que l'expression de nos propres besoins, est, devant une personne triste et dépressive, de lui donner du courage, de lui dire de ne pas prendre les choses si sombrement et si désespérément, de regarder le côté positif et lumineux de la vie. Cette attitude est valable pour la dépression de réaction, mais pas dans la dépression de préparation.

Si l'entourage stimule le malade à vivre, en le poussant par exemple vers une nouvelle opération chirurgicale, cela provoque chez lui un conflit néfaste et douloureux entraînant les pires souffrances et des troubles profonds. Il est alors contre-indiqué de dire au malade de ne pas être triste, car cette tristesse est naturelle, sinon cela signifierait qu'il ne doit pas envisager la mort prochaine. Au contraire, si on lui donne l'occasion d'exprimer sa tristesse, il trouvera beaucoup plus facilement l'acceptation finale, et il sera reconnaissant à ceux qui ont su rester à son chevet, dans une écoute aimante et non pseudo-optimiste et moralisatrice.

On ne tire pas quelqu'un de la dépression avec des mots, avec des raisonnements du type "Tout va s'arranger"; bien sûr tout va s'arranger, mais on doit le constater par soi-même. On ne peut l'aider qu'en lui ouvrant simplement notre coeur. L'entourage n'a pas besoin de mots pour accompagner cette tristesse; cela se traduit mieux par deux mains qui se touchent, par une caresse dans les cheveux, par une simple visite où l'on reste silencieux, où l'on prie; tout cela est plus bénéfique que toutes les belles paroles que l'on pourrait prononcer.

Cependant, si des mots viennent de notre coeur, nous pouvons toucher l'autre et aller au-delà de notre propre angoisse de la dépression; il n'y a pas alors séparation, mais un climat de sentiments profonds et une qualité de présence qui transmet le message, consciemment ou inconsciemment, que la vie vaut la peine d'être vécue.

Le personnel hospitalier doit être attentif au retard et à la divergence de perception de la famille, et lui faire comprendre que cette dépression a un effet bénéfique, car elle permet d'atteindre la maturité de la conscience.

F. L'acceptation (Phase 5)

Nous envisagerons successivement l'antithèse de la dépression qui est l'exaltation de la soif de vivre (1), la paix de l'acceptation véritable (2) et la dialectique de l'espoir dans la phase d'acceptation (3).

1. L'antithèse de la dépression : l'exaltation de la soif de vivre

C'est l'inverse de la perte de la soif de vivre (phase 4 paragraphe 2b1). La prise de conscience de la précarité et de l'impermanence de la vie, à travers la phase dépressive, peut par réaction faire surgir la conscience du temps perdu, aussi bien envers ce qui est négatif que positif, des désirs refoulés, de l'essentiel. Comme le malade n'a plus rien à perdre, peurs et barrières sautent. Il est alors pris d'une boulimie de vivre ou d'une quête mystique de l'essence de l'ici et maintenant; il peut approfondir ce qu'il a commencé ou faire des choix inattendus; cela peut aller d'un défoulement anarchique de l'ombre à un surgissement de la conscience non duelle du Soi.

Le personnel hospitalier peut aider le malade à transmuter de façon positive cet état en une expérience spirituelle de détachement, et aider la famille à comprendre le sens positif de cette évolution et à avoir la force d'évoluer elle-même à cette occasion, malgré cette violence ou grâce à elle.

2. *La paix de l'acceptation véritable*

a) L'arrêt légitime de la lutte

Certains malades combattent jusqu'à la fin, mais plus on lutte pour éviter la mort inévitable, plus on essaie de la nier, plus il est difficile d'atteindre la dernière étape d'acceptation dans la paix et la dignité.

Une malade disait être maintenue en vie seulement en raison de l'incapacité de son mari à accepter le fait qu'elle allait mourir. Mais en même temps elle lui en voulait de ne pas faire front à l'évidence et de s'accrocher si désespérément à des choses qu'elle était disposée à quitter; elle souhaitait qu'on lui permette de mourir en paix, qu'on la laisse seule pour lui permettre d'affronter la mort.

L'entourage ne doit pas encourager le combat pour la vie jusqu'au dernier soupir. Dans un tel cas, il est bon de demander au conjoint survivant qui s'accroche de se poser la question de savoir quels sont les besoins du malade et non les siens propres.

b) Le processus de l'acceptation véritable

S'ouvrir à la dépression conduit au-delà de l'enfer. Après la dure traversée des déserts, survient progressivement l'apaisement. On comprend que la dépression n'est plus l'ennemie, mais l'issue logique d'attachements périmés, qu'une attitude d'ouverture favorise l'effondrement d'anciens blocages. Nous laissons nos barrières s'effondrer et créons un nouvel espace infini.

Dans notre cheminement vers la plénitude et la totalité, meurt dans la confusion, l'errance, le refus, la notion d'un moi séparé. Le moi cesse de générer son isolement et sa séparativité, et nous devenons capables de dénouer en nous le vaste espace de l'être. Il n'y a plus quelqu'un qui est séparé; il n'y a même plus à s'ouvrir. On atteint un sentiment de paix. Nous cessons d'être quelqu'un qui meurt et nous pénétrons dans l'immensité d'être qui a de la place pour tout.

Nous intégrons vraiment la mort pour la première fois dans notre vie; la mort n'est plus un ennemi, mais un maître exigeant qui nous oriente vers notre peur et nous pousse à dialoguer avec elle, au lieu d'en dépendre. La mort nous donne la leçon d'avoir avec la vie une relation non fractionnée, globale, d'où l'on ne peut vouloir échapper puisque c'est la totalité. Intégrant la mort, nous vivons enfin la totalité que nous avons toujours été.

L'acceptation est un état d'équanimité où l'on n'est ni heureux ni malheureux. On a compris qu'il n'y avait rien à perdre qui ait une valeur en soi; la vacuité des phénomènes et des personnes, enseignée par le bouddhisme, est enfin réalisée. La mort est devenue plus acceptable, mais surtout la vie est aussi devenue plus acceptable, et une rémission complète peut en résulter. En renonçant à devenir quoi que ce soit, nous pénétrons dans ce qui est.

c) Les relations aux autres

Les personnes en état d'acceptation vraie sont souvent très présentes à leur entourage, sans chercher à s'isoler et à fuir la communication. Leur coeur est grand ouvert et leurs paroles sont tendres et sans détour.

L'accomplissement de son propre deuil atteint une dimension sociale par le réajustement du réseau social, la création d'un nouveau lien profond, qui donne à la personne âgée les sources d'énergie d'amour permettant de remplir son vide intérieur.

Au niveau des relations sociales, le temps du pardon est venu. Le pardon est un lâcher-prise qui met en lumière le véritable sens de la vie et le sens qu'avait l'attachement; le pardon donne alors naissance à un sentiment d'accomplissement. Le pardon est une étape fondamentale de toute psychothérapie ou développement personnel, comme le montre Marc-Alain Descamps (in *Psychothérapies transpersonnelles*). Le personnel hospitalier doit aider à mûrir et à réaliser ce pardon dans ses relations avec le malade et avec son entourage.

d) Le rôle de l'entourage

Le malade a encore besoin d'échange, d'une présence calme et apaisante auprès de lui, de savoir qu'il ne sera pas seul et qu'il sera accompagné jusqu'à la fin. Le malade demande qu'on limite le nombre de gens qui viennent le voir et il préfère les visites brèves. C'est dans le silence que la communication avec ce malade peut être la plus intense et la plus chargée de sens pour ceux qui ne se sentent pas mal à l'aise devant un mourant. Cela rassure le mourant, lui fait sentir qu'il n'est pas abandonné à lui-même lorsqu'il ne parle plus; une pression de main, un regard, une manière d'arranger l'oreiller en disent bien davantage que de bruyantes paroles.

A ce stade, le malade quitte l'existence sans crainte ni désespoir. Il a acquis une sagesse et un détachement que possèdent bien rarement les personnes de son entourage. Aussi cette attitude est-elle déroutante pour les soignants et la famille qui ne la comprennent pas. Sachons alors reconnaître le mourant, qui par sa souffrance et son dépassement a pu atteindre une telle sagesse, comme notre maître.

3. La dialectique de l'espoir dans la phase d'acceptation

a) La perte d'espoir de la pseudo-acceptation de résignation

Ce que l'on diagnostique souvent comme acceptation n'est en fait souvent que résignation, ce désespoir tranquille dans lequel tant de gens vivent la plus grande partie de leur existence. C'est l'équilibre précaire provenant d'un autre type de marchandage : ma vie n'est pas trop mauvaise, je ne vais quand même pas espérer qu'elle soit meilleure. C'est l'acceptation médiocre du sentiment d'impasse de la vie; c'est une forme déguisée de l'attitude défensive, la mort avant la mort, et la moins enviable des deux.

Cette résignation, retrait prudent, bourgeois, de la vie et de ses espoirs infinis, est une forme de refoulement, un calme pesant issu de la culpabilité de vivre pleinement. C'est en fait une forme de dépression, que nous avons d'ailleurs appelée dépression de résignation (phase 4). Pourtant, la résignation offre la possibilité d'un nouveau contrat avec la vie, à condition que nous nous ouvrions à l'angoisse de mort aussi bien qu'à la vie.

b) L'espoir dans l'acceptation joyeuse

Cette acceptation joyeuse du repos et de la mort paisible peut encore inclure l'espoir d'un dernier miracle. C'est un aller et retour incessant entre la lucidité et l'espoir, pouvant s'exprimer dans la même journée et la même conversation. L'acceptation de la mort inclut l'acceptation de la vie et vice-versa.

Un malade de Mme Pillot s'exprimait ainsi : "Je reste sur une ligne de crête : c'est savoir que je vais mourir et ne pas en être désespéré, espérer que je vais vivre le plus longtemps possible, et savoir vivre chaque instant intensément, comme un cadeau, être encore capable de projets...".

Mais ce n'est pas attendre en se tenant la tête dans les mains, ni non plus la résignation-passivité de la phase dépressive, mais une victoire, un détachement positif au sens bouddhiste du terme.

Les êtres en état d'acceptation ne se soucient guère du lendemain et pourtant espèrent encore jouir longtemps de la vie. Mais dans cet état de paix, les sentiments d'espoir ne font plus pression, car la peur s'est transformée en une confiance dans le processus.

c) L'abandon de l'espoir dans l'acceptation finale

Il ne faut pas confondre cet état avec la pseudo-acceptation (paragraphe a ci-dessus). Quand l'espoir n'est plus là, la mort n'est pas loin. Si un malade exprime qu'il n'a plus d'espoir et qu'il l'accepte, c'est une signe de mort imminente (dans les 24 heures). La lutte est derrière et commence le temps du repos final avant le long voyage. Le malade est fatigué, mais calme, et n'éprouve guère d'émotions; c'est une étape heureuse, mais vide de sentiments; l'intérêt du malade pour l'extérieur diminue. Il aura fréquemment besoin d'un petit somme pendant de brefs instants; ce n'est pas le sommeil de fuite ou de repos pour être soulagé de la douleur des phases dépressives, mais un besoin d'accumuler des heures de sommeil comme le nouveau-né. Le malade a atteint une zone de sérénité où c'est lui qui donne aux autres. Au seuil de la mort, il peut vivre des expériences transpersonnelles incommunicables.

A ce moment, l'entourage hospitalier ne doit plus insister sur l'espoir, car cette absence d'espoir n'est pas un désespoir mais le signe que le malade est parvenu au stade d'acceptation finale. Un conflit survient si la famille refuse que le patient soit à la dernière étape et s'accroche éperdument à l'espoir, ce dont le malade, lui-même prêt à mourir, s'aperçoit.

G. La dynamique des phases

1. L'élargissement de l'espace

Chaque phase laisse plus d'espace que la précédente. La dénégation est une obstruction et une tension. Au fur et à mesure que ce noeud commence à se relâcher, toute la frustration à l'égard de la vie surgit sous forme de colère, mais il y a quand même plus d'espace pour l'explorer. Dans le marchandage, on élargit encore son espace en réfléchissant sur les moyens de s'en sortir. La dépression s'installe lorsqu'on s'ouvre à la réalité et que l'on voit la distance qui nous sépare de la vérité. Enfin, dans l'acceptation, on laisse les barrières s'effondrer créant ainsi un espace non duel infini.

2. Les phases en liaison avec les perturbations mentales et les Gunas

Il est très éclairant de comparer les phases précédant la mort découvertes par EKR avec des classifications orientales.

a) Les perturbations mentales : ignorance, colère et désir

Le bouddhisme montre que la souffrance provient de trois perturbations mentales fondamentales, ou de trois poisons (kleshas), qui sont l'ignorance, le désir pour ce que l'on n'a pas et l'attachement envers ce que l'on a, enfin la colère et la haine envers la cause de la frustration du désir. La maîtrise de ces émotions perturbatrices (l'ignorance étant traitée de même) conduit au détachement, source du bonheur.

En analysant selon ce schéma les 5 phases de EKR, nous constatons que :

1° La dénégation participe fondamentalement de l'ignorance, politique de l'autruche, tout en étant accompagnée d'un élément de désir (d'être en bonne santé et que le diagnostic soit faux) et d'un élément de colère (l'indignation vis-à-vis de cette erreur).

2° La colère correspond exactement à la perturbation mentale définie dans le bouddhisme.

3° Le marchandage correspond fondamentalement au désir de recouvrer la santé et de rester en vie. Il est accompagné d'un élément d'ignorance en raison de l'illusion de croire que le moyen du marchandage peut être efficace. Mais il est aussi un peu accompagné d'un élément de colère, le marchandage étant souvent accompagné d'une forme de chantage ou de menace (le bâton accompagnant la carotte).

4° La dépression est le résultat de la frustration successive des perturbations mentales de l'ignorance (1°), de la colère (2°) et du désir (3°). Toutes les issues aux trois poisons sont fermées, et on est écrasé par la douleur.

5° L'acceptation est, au contraire de la dépression, obtenue par le détachement. Il est dommage que la personne qui y arrive enfin n'ait pas acquis un tel détachement auparavant dans sa vie et qu'il lui ait fallu attendre de digérer sa mort prochaine pour atteindre ce niveau spirituel. Elle aurait alors très grandement évité ou largement diminué l'effet des quatre phases antérieures de souffrance.

b) Les Gunas

Les Gunas sont 3 modalités de l'énergie, définies dans l'hindouisme :

1° Raja est le principe du mouvement. C'est l'énergie dynamique, ascendante et d'expansion du soleil (chaleur, sécheresse, dilatation, lumière, légèreté...). C'est le désir et la colère qui poussent à l'action. Raja équivaut au Yang du taoïsme.

L'excès de Raja entraîne l'excitation (agitation, turbulences et errance de la conscience, poursuites amoureuses, concupiscence...) et l'inflation de l'ego (ambition, avarice, arrogance, égoïsme, envie, jalousie...).

Les phases de dénégation, de colère et de marchandage sont caractéristiques de Raja.

2° Tamas est le principe d'inertie. C'est la force d'inertie descendante et de contraction de la lune (stabilité, lourdeur, condensation, inaction...). Tamas équivaut au Yin du taoïsme. L'excès de Tamas entraîne nonchalance, paresse, ennui, somnolence, absence de jugement droit, doute, confusion, désillusion, léthargie, torpeur de mort. La phase dépressive est caractéristique de Tamas.

3° Sattva est le principe d'équilibre et d'harmonie. C'est l'énergie pure, une, non duelle, indifférenciée. Sattva est l'union de Raja et de Tamas et correspond au Taï chi du taoïsme.

Elle donne une orientation élevée de l'esprit qui est centré, et entraîne la dévotion, la foi, l'abnégation, l'humilité, le pardon, la générosité...

La phase d'acceptation est caractéristique de Sattva.

c) L'éclairage oriental des phases

En définitive, on peut dresser le tableau de correspondance suivant des 5 phases :

E. Kubler-Ross	*Perturbations mentales*	*Gunas*
1. Dénégation	Ignorance-(colère-désir)	Tamas-Raja
2. Colère	Colère	Raja
3. Marchandage	Désir(colère-ignorance)	Raja-Tamas
4. Dépression	Frustration des 3 perturbations mentales	Tamas
5. Acceptation	Détachement	Sattva

La compréhension d'une telle correspondance entraîne deux conclusions :

- Les phases précédant la mort sont un parcours accéléré par la gravité de la situation des états mentaux perturbés ou spirituels de la vie ordinaire. Ils ne sont pas qualitativement différents de notre évolution mentale durant le reste de notre vie.

- L'évolution complète de son propre deuil a un sens spirituel. C'est comme si la vie accordait une dernière fois une chance d'évolution et de réalisation spirituelle, si le parcours n'avait pas été réalisé au préalable. Il n'est donc jamais trop tôt pour atteindre la perfection spirituelle, mais il n'est jamais trop tard non plus dans cette vie, la mort offrant l'ultime chance. Cependant bien des souffrances seront évitées aux derniers moments si nous nous sommes préparés spirituellment tout au cours de notre vie.

3. L'évolution après l'acceptation

Il y a alors différentes possibilités :

a) La mort paisible.

b) Le coma. Après la phase consciente d'acceptation, l'approche de la mort peut passer à un niveau inconscient avec la possibilité de délire, et de confusion et de coma.

c) Le retour à la santé. Après l'état de paix de l'acceptation, et en cas de rémission, il se produit une involution étrange. Le refus et la colère refont surface avec les préoccupations de la vie de tous les jours. Avec la santé retrouvée, petit à petit les habitudes de comportement et les conditionnements anciens se réinsinuent dans l'existence, et l'enfer se réinstalle. La vie ne vaut plus autant la peine d'être vécue que pendant l'agonie. L'acceptation de la non-séparativité, de l'ici et maintenant, de la vie comme de la mort, s'évanouit dans le brouillard des mille peurs et résignations, des rumeurs du mental, des bavardages du moi séparé.

Les circonstances exceptionnelles ont permis d'atteindre un état exceptionnel, mais il est encore vulnérable à la médiocrité du quotidien. C'est ce que saint Jean de la Croix appelait la nuit noire de l'âme.

4. Les phases ne doivent pas devenir un modèle normatif

Ce processus, observé et décrit par EKR, risque de devenir un modèle à obtenir dans l'accompagnement, en raison de sa beauté et du respect admiratif que nous avons pour son auteur.

Or il ne s'agit pas d'emprisonner le mourant dans un moule mais de le laisser vivre sa propre mort. Marie de Hennezel y est particulièrement sensible : "Il est plus important de respecter les modalités du mourir, dans ce qu'elles ont de personnel et de singulier, que de s'attacher à l'image quelconque d'une bonne mort. Cette crise du mourir, chacun la vit comme il peut. Peut-on dire que la colère, la révolte et le repli solitaire ont moins de valeur que la mort acceptée et sereine ? Ce qui importe, me semble-t-il, c'est que l'être humain soit totalement lui-même dans cette expérience du mourir et qu'il se sente accepté et confirmé dans son essence, quel que soit son vécu."

L'acceptation du chemin propre à chacun est facilitée par la confiance que l'on a dans la lumière intérieure de son Soi.

4. LE DEUIL

Le deuil à une perte importante est certainement l'une des plus grandes souffrances morales que l'homme puisse vivre. Freud compare le traumatisme psychologique de la perte d'une personne aimée à une sévère blessure ou brûlure sur le plan physiologique. Le processus de deuil peut être assimilé à un processus de cicatrisation.

Ce chapitre propose une synthèse de l'approche si riche de John Bowlby, partant de la théorie de l'attachement, incluant la psychanalyse, l'éthologie, la cybernétique. Le processus du deuil réussi arrive à rétablir l'homéostasie des liens affectifs et permet une restauration plus ou moins complète du fonctionnement du comportement d'attachement (un renouvellement de la capacité de créer et de maintenir des relations d'amour).

A. Les quatre phases du deuil normal

Nous l'appliquerons spécialement ici à la perte du conjoint. Freud résume le processus du deuil en disant : "Le deuil a une tâche psychique extrêmement précise à accomplir : sa fonction est de détacher du mort les souvenirs et les espoirs du survivant".

Ces phases me semblent correspondre parfaitement à celles par lesquelles peut passer une personne confrontée à sa propre mort, à son propre deuil, ainsi que les a découvertes Elisabeth Kübler-Ross.

1. L'engourdissement

Il correspond à la phase 1 de dénégation d'EKR. Sa durée est de quelques heures à une semaine. La plupart des personnes, à la nouvelle de la mort du conjoint, sont d'abord abasourdies et incapables d'accepter la nouvelle. La personne veuve poursuit sa vie habituelle d'une manière automatique, avec cependant une certaine appréhension et une tension. Ce calme insolite peut, à tout moment, être brisé par une explosion d'émotion intense (détresse panique débordante avec recherche de secours auprès d'amis, accès soudain de colère, subite exaltation avec sentiment d'union avec le conjoint mort...).

2. Les soubresauts émotionnels

Ils durent de quelques mois à quelques années, faisant alterner trois états d'esprit.

a) Le languissement sans espoir

Il y a alors reconnaissance que la mort s'est produite, ce qui entraîne le sentiment d'un languissement sans espoir. Le survivant commence de manière intermittente à prendre conscience de la réalité de la perte, avec des accès de nostalgie intense, de tristesse profonde et pénétrante et des épisodes de détresse et de sanglots inconsolables. La tristesse est une réaction à la reconnaissance de l'improbabilité des retrouvailles; les sanglots surviennent aussi à cause de la déception, après la recherche infructueuse. Les expressions du visage du deuil adulte sont la résultante de l'impulsion à hurler comme l'enfant quand il se sent abandonné, pour attirer l'attention de la mère manquante et la récupérer, et de l'inhibition d'un tel hurlement. Cela correspond à la phase 4 de dépression d'EKR.

b) La non-reconnaissance, pleine d'espoir, de la mort

Cet état commence par la phase 1 de négation-déni d'EKR et aboutit aussi à la phase 3 de marchandage, en ayant inversé les termes du problème par rapport à l'état précédent : l'incrédulité sur le fait que la mort se soit produite est accompagnée de l'espoir que tout finira bien en fin de compte; cela entraîne un besoin de chercher et de récupérer la personne perdue.

La relation antérieure à la perte continue à jouer un rôle central dans la vie émotionnelle de la personne en deuil. La recherche a de multiples composantes :

- Attentives : diriger son attention uniquement vers les parties de l'environnement où la personne a des chances de se trouver.

- Motrices : mouvement sans repos vers les lieux possibles où pourrait se trouver l'objet perdu, avec exploration de l'environnement du regard; possession et manipulation d'objets associés dans la mémoire au conjoint décédé; grande agitation et insomnie.

- Idéationnelles : souvenirs du conjoint disparu; penser intensément à la personne perdue; préoccupation mentale concernant le conjoint perdu; l'image visuelle peut être si claire que l'on peut en parler comme d'une perception, et beaucoup de temps est passé à de telles pensées ou images; cela peut aller jusqu'à des idées de suicide pour rejoindre le conjoint.

- Perceptuelles : le survivant a tendance à interpréter des perceptions visuelles ou sonores comme indiquant que le conjoint décédé est maintenant revenu; disposition à percevoir et à ne prêter attention qu'à des stimuli qui suggèrent la présence de la personne, et à ignorer tous ceux qui ne sont pas en rapport avec ce but; grande fréquence de reconnaissance erronée des données sensorielles.

- Verbales : appeler la personne perdue; parole agitée et précipitée lorsqu'elle concerne le disparu.

- Emotionnelles : des sanglots peuvent être des tentatives pour récupérer la personne perdue.

- En rêve pendant le sommeil : vision très vivace du conjoint encore vivant. Ce besoin de chercher et de récupérer, très intense dans les premières semaines du deuil, diminue progressivement au cours du temps. Il peut être conscient ou non; certaines personnes peuvent accepter d'y succomber, d'autres l'étouffent en le considérant comme irrationnel et absurde.

c) La colère

Elle correspond évidemment à la phase 2 de colère d'EKR. Chacun des deux états d'esprit précédents donne naissance à la colère, suscitée aussi bien par ceux qui sont responsables de la perte, tout comme par la frustration éprouvée durant la recherche sans fruit du conjoint.

Cette colère ressemble aux réactions de protestation initiale d'un enfant à la perte de sa mère. Elle peut prendre la forme d'une irritabilité générale ou d'une amertume. Elle peut avoir ou non une cible (parent, médecin, membre du clergé, défunt lui-même...), personne considérée d'une certaine façon responsable de la mort par son comportement négligent envers le défunt ou son conjoint survivant.Elle peut aussi prendre la forme d'une hostilité à l'égard des personnes qui veulent réconforter le conjoint survivant; si, à un stade précoce, on semble favoriser l'acceptation de la perte, on sera perçu avec un ressentiment aussi vif que si on en avait été l'agent, ce en quoi le consolateur verra une ingratitude. Souvent ce n'est pas un réconfort dans la perte qui est désiré, mais une aide en vue de retrouvailles; cependant il serait malhonnête d'abonder dans ce sens. Aussi, l'attitude d'empathie non directive est-elle la seule réellement aidante : être présent avec amour, sans prendre partie dans le conflit entre l'effort en vue de se retrouver réunis et l'acceptation de la perte; on peut alors être d'une grande aide pour la personne en deuil.

La colère est habituelle et utile lorsque la séparation est temporaire, car elle aide à surmonter les obstacles à la réunion avec la personne perdue; ce n'est que lorsque la séparation est permanente que la colère et les reproches sont hors de mise. Il y a ainsi des raisons biologiques valables pour que la séparation entraîne d'une manière instinctive automatique un comportement agressif donnant du courage. Une perte irrécupérable est statistiquement si inhabituelle qu'elle n'est pas prise en compte par l'instinct. La colère dans le deuil peut ainsi s'interpréter comme un constituant compréhensible de l'effort intense, bien qu'infructueux, pour restaurer le lien rompu par la mort. Et donc aussi longtemps que la colère subsiste, la perte n'est pas acceptée comme définitive et l'espoir demeure. Si la colère persiste au-delà des premières semaines, il y a indice de deuil pathologique.

Comme pour l'enfant, il succède à la colère des efforts pour rechercher et récupérer la personne disparue, partie intégrante du deuil, et nous revenons au paragraphe b.

d) Le déroulement satisfaisant de la seconde phase du deuil

Pour que le deuil ait une issue favorable, il est nécessaire que la personne en deuil subisse ces soubresauts d'émotions en pouvant tolérer la nostalgie, la recherche du défunt, l'examen apparemment sans fin du comment et du pourquoi de la perte, et la colère à l'égard des personnes jugées responsables. Un test de la réussite de la résolution du deuil est la façon de réagir aux condoléances verbales : leur acceptation reconnaissante est un signe sûr que le travail de deuil se fait de manière satisfaisante; par contre l'exigence de ne faire aucune référence à la perte est de mauvais augure.

La recherche sans résultat est si douloureuse que, par moment, le conjoint survivant pourra être tenté de se débarrasser des souvenirs du mort, et osciller entre garder précieusement ces souvenirs ou les jeter, entre se réjouir ou redouter d'avoir à parler du défunt, entre rechercher des endroits où ils ont été ensemble ou les éviter. Trouver le moyen de concilier ces deux besoins incompatibles constitue la tâche centrale des 3e et 4e phases du deuil pour Bowlby.

3. Désorganisation et désespoir

Ayant vécu les émotions de la phase de languissement et de recherche, la personne en deuil pourra graduellement reconnaître et accepter le caractère définitif de sa perte et la nécessité de réaménager sa vie.

La tristesse est une réaction normale et saine dans toute attente de perte ou après toute perte importante (départ prolongé ou mort d'une personne aimée profondément, lieux familiers, rôle social...). La personne triste sait qui elle a perdu ou ce qu'elle a perdu (contrairement à l'angoisse qui est sans objet) et désire ardemment son retour; malgré une grande tristesse, l'espoir peut encore être présent; son sentiment de compétence et de valeur personnelle reste intact; elle se tourne vers un compagnon en qui elle a confiance pour qu'il l'aide et la réconforte, et pense qu'avec cette aide et le temps elle va pouvoir se rétablir au moins partiellement, car il est plus difficile de se rétablir entièrement tout seul uniquement par ses propres moyens.

Le chagrin du deuil ressemble au suspense : les sentiments, pensées, actions que l'affliction entraîne, achoppent; les élans sont frustrés parce que la cible n'est plus là alors qu'on continue à ajuster l'arc et la flèche. Ce n'est qu'ainsi que la personne en deuil pourra pleinement reconnaître que ses anciens modèles de comportements sont devenus inutiles et doivent être démantelés. Mais devant la nécessité de se débarrasser des vieux modèles de sentiments, de pensées et d'actions avant que les nouveaux modèles puissent être façonnés, il est presque inévitable qu'une personne en deuil désespère par moments que quelque chose puisse être sauvegardé, ce qui entraîne un état de dépression et d'apathie.

Un état dépressif temporaire apparaîtra à certains moments; cette humeur accompagne inévitablement tout état au cours duquel le comportement se désorganise. La dépression survient quand cesse l'échange actif que nous pouvons avoir avec le monde extérieur par la pensée ou par l'action. La dépression se poursuit jusqu'au moment où de nouveaux modèles d'interactions s'organisent par référence à un nouvel objet ou but. La dépression est une perte de but, une perte du sens de la vie qui empêche d'agir.

Cette désorganisation et l'humeur dépressive qui l'accompagne, déroutante et douloureuse, sont cependant adaptatives. En effet, tant que les modèles de comportements organisés en vue d'interactions qui ne sont plus possibles n'ont pas été démantelés, il n'est pas possible que de nouveaux modèles organisés en vue de nouvelles interactions soient bâtis.

Cela correspond à la phase 4 de dépression d'EKR, comme dans l'état de languissement sans espoir de la seconde phase de Bowlby que nous avons appelé les soubresauts émotionnels. Mais à l'absence d'espoir succède la réorganisation.

4. Réorganisation

a) Acceptation de l'irréversibilité de la perte

Elle correspond à la phase 5 d'acceptation d'EKR. Une personne ayant une santé mentale normale peut endurer cette période de dépression et de désorganisation, et en émerger après un temps non excessif, avec des sentiments, des pensées, des comportements qui commencent à se réorganiser en vue d'interactions de types nouveaux. La phase de désorganisation et de désespoir va alors bientôt alterner, si tout se passe bien, avec la phase de réorganisation. Quand l'échange avec le milieu extérieur reprend, le vécu subjectif n'est plus celui de la dépression, mais plutôt des émotions variées d'espoir, de colère ou de peur, de satisfaction ou de frustration.

Le survivant commence à examiner sa nouvelle situation et à considérer les moyens d'y faire face; cela implique une redéfinition de lui-même et de la situation. On accepte de passer du statut d'épouse au statut de veuve; on ne fait plus partie d'un couple aux rôles complémentaires, mais on est devenu singulier (monos, moine). Cette redéfinition de soi-même et de la situation est cruciale mais douloureuse, car elle implique un renoncement définitif à tout espoir que la personne perdue puisse être récupérée et que la situation antérieure puisse être rétablie. Mais tant que la redéfinition n'est pas achevée, aucun plan pour l'avenir ne pourra être fait. Elle n'est pas simplement abandon d'affects, mais acte cognitif; c'est un processus de prise de conscience, de reconstruction de modèles de représentation interne à mettre en rapport avec les modifications qui se sont produites dans sa vie.

Une fois ce virage pris, le veuf ou la veuve reconnaît qu'il faut tenter de remplir des fonctions inhabituelles et d'acquérir de nouvelles compétences (cuisine, lessive, tâches administatives, bricolage...). Plus il ou elle aura de succès dans l'accomplissement de ces nouveaux rôles et compétences, plus il commencera à se sentir confiant et indépendant. Une crainte pour son indépendance pourra alors le conduire à rompre une relation de soutien qui, auparavant, avait été bienvenue.

b) Sentiment de solitude

Ce changement, même réussi, est ressenti comme une source de tension ininterrompue et s'accompagne d'un sentiment de solitude, particulièrement prononcé la nuit.

L'isolation sociale est atténuée dans la phase d'organisation; la reprise d'une vie sociale même superficielle est difficile et commencera par des relations avec des groupes de personnes du même sexe. Par contre, on ne peut remédier à la solitude de l'isolation émotionnelle que par un investissement dans une relation impliquant un engagement mutuel et sans lequel il n'existe pas ordinairement de sentiment de sécurité; ces relations potentiellement durables ne peuvent être satisfaites par de simples amitiés; elles nécessitent une vie de couple ou parfois, chez quelques femmes, une amie très proche, une mère ou une soeur. La phase d'organisation est inefficace sur ce point, et cette solitude ne s'atténue pas avec le temps. Elle est le prélude au renouvellement d'une relation d'attachement dont on ressent le manque. Ne pas pouvoir passer à l'étape suivante peut entraîner des comportements décrits dans le deuil pathologique.

Les veuves se remarient peu, et répugnent à cette idée, par attachement de leur libido sexuelle à leur ancien mari et par peur du risque de souffrir d'une seconde perte. La persistance du sentiment d'attachement au conjoint décédé préserve l'identité du survivant et rend la veuve capable de réorganiser sa vie d'une façon lui apparaissant comme ayant un sens, en particulier par imitation en faisant les choses que faisait le disparu. Mais cela devient une évolution défavorable si l'imitation se fait de manière compulsive, sans avoir la compétence et le désir de le faire.

Le disparu peut être ressenti, à certains moments, comme un compagnon et à d'autres comme intériorisé. Le sentiment de contenir la personne perdue peut aboutir à un état d'exaltation ou faire naître les symptômes de la dernière maladie du défunt. Il peut se produire un deuil pathologique avec des erreurs de localisation du compagnon.

c) Le deuil comme pulsion de vie pour Hanna Segal

"Le deuil, comme mécanisme structurant, est relié aux pulsions de vie, car il est un processus indispensable au dépassement des fixations, donc nécessaire aux changements évolutifs. En revanche toutes les structures infiltrées par les pulsions de mort sont caractérisées par des deuils impossibles", facteurs de répétition. Le deuil impossible, opposé du deuil, est une mélancolie, relation d'identification narcissique du moi à l'objet perdu, avec incorporation orale cannibalique, caractérisée par une forte fixation à l'objet avec un faible investissement; "le deuil mélancolique ... ne conserve l'objet que pour pouvoir continuer à le détruire" (Green); c'est une pure culture de pulsion de mort. "L'instinct de vie permet l'élaboration du deuil, la symbolisation. Il est une force d'adaptation et de changement. Les forces de mort sont statiques."

Inversement, Green remarque que la fonction désobjectalisante de la pulsion de mort est un procédé qui s'oppose radicalement au travail du deuil.

B. Le deuil pathologique

Le deuil pathologique a les effets suivants :

- il débouche sur des maladies somatiques et mentales;
- il altère la capacité à organiser les modalités de son existence;
- il altère la capacité à établir et à maintenir des relations d'amour.

Le deuil pathologique est une réaction émotionnelle qui peut être extrême :

- apparemment nulle : dans l'absence prolongée de deuil conscient (cf 1);
- ou déplacée : les soins compulsifs, mécanisme de défense contre la perte (cf 1);

- ou inhabituellement intense et prolongée : le deuil chronique (cf 2);
- ou projective : la localisation anormale du défunt (cf 2);
- ou inattendue : l'euphorie (cf 1).

On peut regrouper ces réactions autour des formes nulles ou intenses, apparemment opposées. Elles ont pourtant des points communs :

a) Consciemment ou inconsciemment la personne continue de penser que sa perte est encore réversible et le besoin de chercher le disparu la domine; ne croyant pas que la perte est irréparable, l'espoir est conservé et la personne se sent poussée à agir; mais cela entraîne anxiété et douleur venant de la frustration de l'effort.L'alternative, croire à la permanence de la perte, est plus réaliste, mais au début cela peut se révéler beaucoup trop douloureux, et parfois, de plus, terrifiant. Aussi cette forme de déni de la mort est-elle un processus mental à la disposition de l'homme pour lui permettre un certain répit, mais qui ne peut être que limité dans le temps.

Si le déni se prolonge, la croissance de la personne est suspendue, prisonnière d'un dilemme qu'elle ne peut résoudre.

b) Le chagrin est absent.

c) Sa vie s'organise sur des bases erronées et aboutit au désarroi et à la désorganisation.

d) Le deuil est inachevé

Certaines personnes peuvent cumuler successivement ces deux formes de deuil pathologique.

1. Absence prolongée de deuil conscient

Extérieurement le deuil évolue sans encombre. En fait, c'est une pathologie de la phase 1 du deuil normal.

a) L'apparence première

Cette réaction peut se manifester lors d'une perte ou de l'imminence d'une perte. C'est la prolongation pathologique exagérée de la phase d'engourdissement au-delà de quelques jours à une semaine, ce qui laisse alors présager l'apparition tardive d'un deuil chronique. Mais l'absence de deuil peut aussi durer des années, des décennies, et même parfois tout le restant de la vie d'une personne.

La vie de la personne en deuil continue à être comme elle était antérieurement au décès. Après une perte, cette personne est fière de poursuivre comme si de rien n'était, et elle est occupée et efficace, paraissant faire face à la situation de manière remarquable, en évitant de perdre le contrôle.

b) L'euphorie

Elle peut avoir deux causes.

1° Le refus de croire à la mort.

Le sujet refuse de croire que la mort s'est produite et a un sentiment très vif de la présence persistante de la personne morte. Cela peut aller jusqu'à dire "il est à l'intérieur de moi, c'est pourquoi je suis heureuse tout le temps". Les désirs d'attachement continuent à être dirigés vers la personne d'origine et le sujet prétend qu'elle continue à les satisfaire. L'euphorie est alors fragile et peut être brisée par une déconvenue mineure, ou même simplement en apprenant que cet état ne peut durer. L'euphorie s'effondre alors, remplacée par une affliction profonde d'angoisse de séparation et de nostalgie pour l'ancien conjoint. Mais parfois l'euphorie persiste et, dans sa forme sévère, prend l'allure d'un épisode maniaque à chaque réapparition. Les symptômes en sont l'excitation, l'hyperactivité, la logorrhée...

2° Le lien avec les avantages du décès.

L'euphorie peut aussi venir du jugement par l'endeuillé de la perte comme avantageuse. Les désirs d'attachement sont niés et l'affirmation d'indépendance est proclamée. Cette forme est proche de l'absence prolongée de deuil avec son autonomie compulsive.

Les symptômes en sont une activité inhabituelle et efficace, bien que l'état de tension ou d'anxiété latente puisse également être apparent. Le sentiment sous-jacent de l'euphorie peut être alors que la figure d'attachement n'est pas en définitive nécessaire et que l'on peut se débrouiller sans elle.

L'effondrement viendra alors de la reconnaissance que la vie sans attachement n'est pas satisfaisante; le monde apparaît alors subitement vide et l'individu solitaire. Le désespoir qui suit est d'autant plus terrible qu'il succède de façon rapprochée à un état au cours duquel l'individu se sentait entièrement indépendant.

c) Signes d'équilibre instable et de refoulement

Mais cet équilibre apparent est instable, car basé sur un refoulement. Il existe des signes révélant que la personne survivante a effectivement été affectée par la perte et que son équilibre mental est perturbé. Un observateur attentif va noter qu'elle est tendue et souvent irritable. Spontanément, elle ne fait pas allusion à la perte et évite tout souvenir; il n'est pas permis aux amis de manifester leur sympathie et de faire référence à l'événement; la consolation n'est ni recherchée ni souhaitée; certains sujets de conversation sont soigneusement évités. Les enfants adultes de cette personne endeuillée vont avoir tendance à adopter une attitude protectrice à l'égard de leur parent, de crainte qu'un ami ou un visiteur ne mentionne la perte et ne vienne perturber l'équilibre précaire.

Chez certains, la gaieté semble un peu forcée; d'autres paraissent un peu raides et trop formels; certains sont plus sociables qu'avant, d'autres plus renfermés. Ils peuvent devenir soudainement et de façon apparemment inexplicable profondement déprimés; des accès de larmes ou de dépression peuvent surgir dans ce qui paraît un ciel sans nuage. La crainte d'un effondrement émotionnel peut paraître évidente, que la personne l'avoue ou non.

Des symptômes physiques peuvent survenir : céphalées, palpitations, algies diverses; on peut rencontrer une tendance immodérée à la boisson; l'insomnie est fréquente et les rêves désagréables.

d) Disposition des objets ayant appartenu à la personne perdue.

Il est courant, sinon obligé, dans l'absence prolongée de deuil, de disposer radicalement (destruction, don, vente...) d'objets que d'autres auraient pu considérer comme étant de grande valeur. Ces objets peuvent aussi être secrètement conservés de côté, sans être ni utilisés ni portés. Parfois l'objet n'est jamais regardé, ou alors occasionnellement et dans l'intimité. C'est le contraire de la momification, mais on peut parfois retrouver la même motivation de croyance dans le retour subit du défunt retrouvant alors ses affaires.

e) Les soins compulsifs

C'est un symptôme du processus de défense pathologique par exclusion cognitive, les réactions émotionnelles à cette perte devenant cognitivement détachées de la situation qui les a suscitées (refoulement, clivage, dissociation).

Les personnes, dans l'absence prolongée de deuil conscient, qui répugnent à s'appesantir sur la perte qu'elles ont subies (ou sont sur le point de subir), se préoccupent profondément du bien-être d'autres personnes de façon pouvant être excessive ou obsessionnelle, et sans se préoccuper que leurs soins soient souhaités ou non -cela leur importe peu-; elles choisissent souvent une personne qui a une vie triste ou difficile avec généralement un deuil.

Dans le meilleur des cas, cette attention peut présenter, pour l'autre, un intérêt pendant au moins un certain temps; au pire, cela peut aboutir à une relation possessive rendant la personne dont on s'occupe prisonnière, bien que prétendument dans son intérêt. Le soignant compulsif peut finir par devenir jaloux de la vie facile que la personne dont il s'occupe semble avoir. En fait, il s'agit d'une identification projective : la personne qui donne les soins compulsifs à l'autre paraît lui attribuer toute la tristesse et la demande qu'elle est incapable de reconnaître ou ne veut pas reconnaître en elle-même; la personne soignée est ainsi le substitut de la soignante. On retrouve là le fameux triangle diabolique de l'Analyse Transactionnelle où la victime ayant subi une perte devient sauveteur, puis persécuteur.

f) Difficultés affectives sans effondrement

Une profonde insatisfaction de la vie, un sentiment croissant du vide de ses relations affectives, particulièrement avec les membres du sexe opposé et avec les enfants, peut être ressenti. Il y a une certaine dépersonnalisation, un sentiment d'irréalité, une impossibilité à avoir des sentiments chaleureux.

g) La précipitation de l'effondrement

La plupart du temps ceux qui évitent le deuil conscient vont s'effondrer tôt ou tard dans un état dépressif à la suite d'événements jouant un rôle déclencheur :

- l'anniversaire de la mort dont le travail de deuil n'a pas été fait;
- l'atteinte du même âge qu'avait le parent quand il est mort;
- une autre perte d'allure parfois relativement mineure (personne, animal, objet...);
- une perte encourue par une personne que le sujet soigne compulsivement et au vécu duquel la personne qui a échoué dans son deuil pourrait s'identifier.

La perte de cet objet déclenche un chagrin profond, activant la réaction relativement saine de deuil de la personne disparue en limitant cette réaction dans le temps et en faisant percevoir rapidement le lien entre la perte de l'objet et la perte antérieure de son possesseur, parfois pour la première fois.

2. *Deuil chronique*

C'est la prolongation pathologique exagérée des phases 2 et 3 du deuil normal (languissement-recherche et désorganisation-désespoir). Ce désespoir chronique se fait sentir bien que plus de 12 mois se soient passés depuis la perte.

a) Processus général

Les réactions émotionnelles sont inhabituellemnt intenses et prolongées; la colère et les auto-reproches sont dominants et persistants, mais le chagrin est étrangement absent. Au symptôme majeur de la dépression sont souvent associés l'anxiété, l'agoraphobie, l'hypocondrie ou l'alcoolisme. La vie de cette personne est très désorganisée et elle est incapable de la planifier.

L'intensité même de l'affect peut détourner l'attention du sujet de la situation qui provoque la détresse (processus de défense pathologique par exclusion cognitive, les réactions émotionnelles à la perte devenant cognitivement détachées de la situation qui les a suscitées).

Ce deuil chronique s'accompagne souvent des faits suivants : soudaineté de la mort, réaction retardée (1er type de deuil pathologique), cauchemars se rapportant à la mort, disputes avec les parents ou d'autres personnes, tentatives d'échapper à la scène du malheur, impression d'inutilité que la personne endeuillée ressent vis-à-vis des tentatives de toute personne (famille, amis, etc...) pour l'aider à surmonter son deuil.

b) La culpabilité

"La société moderne veut ignorer la mort, mais à quel prix ? A la recherche d'une vaine immortalité, elle triche avec le réel et, mise au pied du mur, tombe dans la névrose... Le mort est évacué, occulté. Il ne fait plus partie de la société. C'est vraiment un "disparu", comme par un coup de baguette magique. Mais cette disparition n'est pas innocente : elle se traduit, pour les proches, par un sentiment de culpabilité." (Jacques Ruffié)

Les modèles culpabilisants de représentation de la figure d'attachement et de soi-même biaisent la perception, les sentiments et le comportement. La personne en deuil peut interpréter la mort de sa figure d'attachement comme causée par sa propre faute, soit parce qu'elle est due à sa propre négligence criminelle, soit comme conséquence d'un abandon punitif.

Elle sera alors amenée à interpréter la mort du parent ou du conjoint comme la réalisation longtemps attendue de telles menaces. Aussi se sentira-t-elle, en réaction, extrêmement en colère vis-à-vis de ce qu'elle ressent comme une désertion, et pourra-t-elle croire qu'elle peut récupérer la personne perdue par des contraintes ou des supplications.

Sa culpabilité prendra d'autant plus la forme d'une angoisse intense et de rêves alarmés qu'elle ressent la présence persistante de la personne morte en imaginant cette présence en train de comploter une revanche.

c) La dépression

Une personne gravement déprimée se sentira triste et solitaire, comme d'autres personnes vivant les mêmes événements, mais elle se sentira en plus non désirée, non aimée, impuissante. Les personnes qui ont souvent échoué dans leur tentative de résoudre certains problèmes, en particulier dans leur enfance, vont se sentir impuissantes confrontées à un problème pourtant largement à leur portée, et ne feront aucune tentative pour l'aborder. C'est cette impuissance "savante", apprise, qui est caractéristique de l'impuissance des états dépressifs. Le principal sujet de préoccupation de la personne en dépression concerne sa capacité à établir et maintenir des relations affectives. Elle se sent mal à l'aise lorsqu'une aide lui est proposée et n'y répond pas.

L'allure particulière de l'état dépressif d'une personne est fonction de la nature des circonstances de l'événement défavorable qu'elle vient de vivre, en plus de l'allure de ses expériences infantiles. Les mécanismes par lesquels la perte cause un état dépressif peuvent agir de quatre façons :

1° Comme agent provoquant la dépression

La perte accroît le risque du développement d'une perturbation et détermine le moment où elle se produit. La plupart des dépressions ont été précédées d'une perte majeure, ou de son imminence, dans les 9 mois qui l'ont précédée. Un état dépressif survient dans un intervalle court (au maximum 9 semaines pour les deux tiers des personnes) par rapport à la survenue d'un événement grave constituant une menace à long terme. Cela peut être la perte par mort, maladie, séparation, départ d'une personne ayant eu une relation intime avec le sujet -mari, confident, enfant...-, ou irréversibilité constatée d'une situation dramatique dans laquelle le sujet se trouvait déjà, perte d'un emploi, expulsion de son domicile...

2° Comme facteur de vulnérabilité à la dépression

La perte de sa mère (par mort, abandon ou séparation ayant duré plus de 12 mois) avant l'âge de 11 ans accroît, en particulier, la sensibilité d'un individu à la dépression. La vulnérabilité est aussi accrue pour une femme n'ayant pas de relation amoureuse intime, devant s'occuper de 3 enfants ou plus, de moins de 14 ans, et ne travaillant pas.

3° En influençant la gravité et la forme de la dépression.

4° Par diversion défensive en se détachant de la situation de perte

Une personne vivant un deuil normal va être très occupée à penser à la personne morte, ainsi qu'à sa douleur et à la frustration de ses espoirs, en se demandant pourquoi elle s'est produite et comment elle aurait pu l'empêcher. Une personne prédisposée à un état dépressif va très vite porter son attention ailleurs, non pas en vue d'un soulagement temporaire, mais en tant que diversion. La tristesse, la nostalgie, la colère suscitées par la perte, les ruminations centrées sur elle-même, se détachent de la situation de perte qui les a suscitées et ont une fonction défensive.

d) Le suicide

Des idées de suicide, conçues comme un moyen de rejoindre la personne morte, sont assez fréqentes dans les premiers mois du deuil, sans tentative sérieuse réussie. Par contre parmi l'ensemble des suicides, il y a une forte corrélation avec un deuil qui l'a précédé dans les deux années antérieures. Dans cette période, le risque de suicide est cinq fois plus élevé que dans le reste de la population. Les hommes célibataires ayant perdu leur mère constituent un groupe à risque particulièrement élevé.

e) Les colères chroniques

Une autre caractéristique typique du deuil chronique est la persistance de la colère : rumination auto-accusatrice et reproches adressés à des tiers (hôpital, enfants....). Mais elle ne s'accompagne d'aucune critique ou ressentiment à l'égard du conjoint décédé, considéré comme parfait, malgré des récits où la personne en deuil décrit de nombreux domaines dans lesquels le conjoint défunt l'a frustrée ou déçue. Les critiques que la personne endeuillée s'adresse à elle-même s'appliquent en fait à la personne perdue. Les auto- accusations peuvent, en partie, être dirigées sur soi avec raison, mais elles se fixent alors sur un sujet mineur plutôt que sur les véritables fautes qu'elle a pu avoir faites.

f) La momification

C'est l'opposé de la disposition des objets de la personne perdue (1 ..). Le domicile est préservé exactement comme il était avant la mort du conjoint; l'endeuillé garde ses habitudes antérieures comme d'acheter des fleurs à son épouse pour son anniversaire... La reine Victoria a ainsi continué durant sa longue existence de veuve à faire préparer les vêtements du prince Albert et à faire monter l'eau chaude pour son rasage. Cette momification est le reflet de la croyance que la personne morte va revenir et de son désir de s'assurer qu'elle sera correctement accueillie. Pourtant elle peut dépasser ces buts initiaux et devoir se poursuivre, parce que l'abandon consacrerait la perte, ce que la personne endeuillée ne peut arriver à accepter.

g) La localisation anormale du défunt

Le sentiment persistant de la présence de la personne morte entraîne sa localisation dans un endroit approprié (sa tombe, son fauteuil préféré...) ou non, ce qui est alors pathologique. Les localisations anormales viennent d'un travail de deuil incomplet et font souvent partie du deuil chronique, mais peuvent se présenter en dehors de cette pathologie. On distinguera trois types de localisations anormales.

1° En d'autres personnes

Considérer une autre personne comme un substitut d'une personne perdue est fréquent et ne pose pas de problème particulier sauf éventuellement des comparaisons désobligeantes. Mais attribuer à une autre l'identité complète d'une personne perdue entraîne des distorsions profondes dans les relations. C'est particulièrement grave lorsque l'individu concerné est un enfant; or c'est le plus fréquent, car il est plus facile d'attribuer à un enfant une identité toute faite. Cette identité attribuée à l'enfant peut être celle d'un enfant mort de la fratrie, d'un grand-parent, d'un père ou d'une mère décédés.

Souvent, l'enfant est considéré dès sa conception comme la reproduction du décédé que les parents cherchent à faire revivre, même s'ils ont d'autres enfants, et même si sans cela ils n'en auraient pas fait un autre. Cela n'aboutit pourtant jamais car la naissance du nouvel enfant n'atténue pas le fardeau du deuil chronique des parents.

Le nouvel enfant devra se conformer à être la reproduction du frère perdu, toutes ses expressions ou actions étant constamment comparées avec l'image fortement idéalisée que les parents se font de son frère défunt. Les similarités sont notées avec satisfaction et les différences sont ignorées ou déplorées. L'affirmation de la reproduction peut même subsister quand il n'est pas du même sexe. Pour faire vivre le mort, on fait ainsi mourir le vivant. Cet enfant n'a pas droit à son identité.

L'enfant substitutif est entouré d'interdits, de crainte que lui aussi contracte la maladie ou subisse l'accident et meure également. Tout symptôme est traité comme une menace, tout risque est exagéré. L'enfant est donc aussi perpétuellemnt inquiet, effrayé et fermement attaché aux basques et aux jupes de ses parents. Des symptômes psycho-somatiques apparaissent reproduisant la façon dont est mort l'original (encombrement de la gorge en cas de mort par étouffement dû à un morceau de nourriture, douleur dans les bras et les jambes pour mort de leucémie...). Comme l'original est mort, l'enfant substitutif est intimement persuadé qu'il doit également mourir. Et on sait (analyse transactionnelle...) que cette prévision devient auto-réalisatrice. Cela peut entraîner chez cette personne des manifestations psychiatriques ou jugées géniales (Dali...).

Les parents de ces enfants sont prédisposés au deuil chronique : les mères ont souvent été frappées de nombreuses pertes durant leur propre enfance, et ont une personnalité écrasée de culpabilité, habituellement dépressive, phobique ou compulsionnelle, et font un investissement narcissique intense sur l'enfant mort.

2° Dans des animaux ou objets physiques

Cela peut arriver avec certaines croyances comme la réincarnation sous forme animale, ou comme le contact avec l'esprit du disparu s'identifiant avec un objet (pot à bière, chien...).

3° A l'intérieur de soi

Ce symptôme identificatoire peut prendre différentes formes :

- Le sentiment conscient de la présence de l'autre à l'intérieur de soi.

- Une identification à un ami mort, en se persuadant que l'on va subir le même sort, et en agissant comme pour aller au devant de son destin (pilote de guerre). Cela provient de l'ambivalence entre le survivant et le mort : on retrouve dans l'inconscient du survivant des pensées coléreuses ou égoïstes ayant donné une certaine satisfaction devant la mort de l'ami. L'acceptation de cet aspect refoulé et l'expression du chagrin aboutissent alors à un rétablissement.

- Des symptômes similaires à ceux de la dernière maladie de la personne décédée peuvent apparaître par identification inconsciente : douleurs simulant une thrombose coronarienne ou un cancer des poumons, ou semblables à celles qu'avait dû ressentir le fils tué dans un accident de voiture, d'accident vasculaire cérébral, de l'incision au moment de l'autopsie; vomissements; paralysie... Comme pour la plupart des deuils pathologiques, les relations antérieures de ces sujets avec le disparu avaient été malheureuses. Comme ces symptômes viennent souvent de la trangression de tabous culturels, ils peuvent aussi disparaître grâce aux rituels correspondants.

C. Conditions influençant le déroulement du deuil

Les conditions et facteurs envisagés maintenant facilitent ou défavorisent le deuil normal. Dans les cas les plus extrêmes, ils peuvent amener une personne relativement équilibrée vers un deuil pathologique, mais habituellement ils influent seulement sur la durée et l'intensité du deuil normal. Leurs effets sur les personnalités vulnérables sont par contre beaucoup plus graves et portent en outre sur la forme du deuil, normal ou pathologique. Nous envisagerons trois séries de facteurs.

1. Identité et rôle de la personne perdue

On n'étudiera pas ici les pertes qui ne sont pas celles de personnes (animal, maison, objet physique choyé ou objet symbolique). Les personnes pouvant entraîner un deuil pathologique sont le père, la mère, le conjoint, un enfant, plus rarement un frère/soeur ou un grand-parent, mais qui a alors joué un rôle parental.

La perte de la mère est plus grave que celle du père pour un homme, et c'est l'inverse pour la femme. Le mariage ne donne aucune protection particulière au deuil d'un parent. Le deuil pathologique est plus fréquent quand il y a un lien très intime avec une personne dont la vie était mêlée à la sienne et exceptionnellement proche; c'est le cas d'une relation très privilégiée avec un parent, vivant avec ou habitant à proximité, et que l'on voit très souvent. Plus la personne en deuil a eu besoin de la personne décédée pour lui fournir des biens et services (y compris les relations et fonctions sociales), plus est grand le dommage causé par la perte.

La perte d'un enfant devenu adulte peut être le plus affligeant et durable de tous les deuils. Dans la culture occidentale, les adultes souffrant d'un deuil pathologique sont fondamentalement les veuves, et à un moindre degré les veufs et les personnes ayant perdu un parent ou un enfant.

2. *Causes et circonstances de la perte*

La perte ne sera considérée ici que par rapport à la mort et non à la désertion.

a) Mort subite

On considère que la mort est subite quand l'avertissement de l'issue fatale est de moins de quinze jours et celle de l'imminence de la mort de moins de trois jours. Une mort subite et inattendue est ressentie avec un choc beaucoup plus grand initialement qu'une mort plus ou moins prévisible. Les perturbations émotionnelles sont bien plus grandes et les deuils pathologiques plus fréquents. Le remariage est alors moins fréquent, en raison du choc qui terrifie les veuves à l'idée de se retrouver à nouveau dans une situation où elles risqueraient de recevoir un coup pareil; cela équivaut à une phobie après avoir vécu d'autres catastrophes subites (accident d'avion, incendie, ouragan...).

b) Mort prématurée

Perdre quelqu'un de trop jeune accroît la sévérité du coup et l'intensité de la colère. L'effet le plus grand vient de la conjonction de cette mort prématurée avec une mort subite.

c) Autres conditions

1° Période prolongée de soins au mourant par l'endeuillé. Une maladie prolongée et handicapante peut représenter une très grande charge et contribuer à d'autres difficultés psychologiques, d'autant plus que la plus grande part des soins repose sur un seul membre de la famille. Lorsque le survivant a pendant longtemps consacré son temps et son attention à soigner un parent malade, il pourra se retrouver sans rôle ou fonction après la perte. La prolongation de l'agonie peut accroître l'ambivalence préexistante et aboutir à des sentiments de culpabilité et d'incompétence. C'est d'autant plus difficile que le patient a des douleurs très intenses, des mutilations graves, des aspects déplaisants.

2° Déformation ou mutilation du corps du mort.

L'état du corps tel qu'il est vu en dernier par la personne en deuil affecte son souvenir favorablement ou non.

3° Façon dont la mort a été apprise.

Cette connaissance peut se faire :

- Par la présence au moment de la mort; plus la connaissance de la mort est directe, moins la tendance à refuser de croire que la mort se soit produite (tendance du deuil pathologique) va persister.

- Par quelqu'un (intime ou étranger) sans jamais voir le corps.

- Avec un grand retard, comme cela arrive souvent aux enfants. Le secret longtemps gardé tend à rendre vive et persistante la croyance que la personne morte est encore vivante et va revenir tôt ou tard. Une information erronée au moment de la mort est un déterminant majeur de l'absence de deuil conscient.

4° Relations entre le mort et l'endeuillé durant les semaines ayant précédé la mort.

Cela peut être une intimité affectueuse, où les conjoints partagent leurs sentiments et pensées vis-à-vis de la séparation à venir et se quittent avec affection, avec un vécu enrichissant pour les deux qui leur donne des souvenirs réconfortants. Cela peut aussi être une distance hostile; il est alors particulièrement pénible que la mort ait été précédée d'une dispute et de paroles désagréables, ce qui entraînera de la culpabilité. Mais cette relation dans sa dernière période est le reflet des relations antérieures. Elle peut être amplement facilitée par l'attitude et l'aide des soignants.

5° Attribution de la responsabilité de la mort.

Certaines circonstances de la mort accentuent la tendance à en rendre quelqu'un responsable. On a alors le sentiment que la mort n'aurait jamais dû se produire, et la colère vis-à-vis de la personne morte, d'un tiers ou de soi- même, est considérablement accrue. C'est particulièrement le cas pour un suicide.

6° Multiplicité des deuils.

On peut perdre plusieurs parents dans la même catastrophe ou sur une période d'un an. Cette multiplication des tensions augmente nettement le risque de deuil pathologique.

3. Conditions psycho-sociologiques de la personne endeuillée

a) Age.

Plus une femme est jeune au moment de son veuvage (moins de 60 ou 65 ans), plus son deuil est intense. Mais il n'existe pas d'âge au-delà duquel une personne puisse se trouver à l'abri d'un deuil pathologique.

b) Sexe.

Cela a peu d'importance. Cependant, davantage de femmes succombent au deuil pathologique que d'hommes, et sont plus exposées à des états d'angoisse et de dépression, que ce soit pour la perte du conjoint ou d'un enfant.

c) Conditions sociales.

Les questions suivantes permettent d'estimer l'ampleur du choc.

1° Co-logement. - La personne en deuil vit-elle avec des adultes de sa famille ou seule ? Les veuf(ve)s se portent moins bien s'ils vivent seuls; ils ont plus de risques de dépression, ont plus besoin de somnifères.

- La personne en deuil est-elle responsable d'enfants ou d'adolescents ? Le fait d'être responsable d'enfants n'est en général pas favorable à l'évolution du deuil. Mais cela peut être un réconfort autant qu'une charge. C'est parfois bénéfique par l'activité à laquelle cela oblige, dans les premières années du deuil; mais cela limite les possibilités de se construire une nouvelle vie sur le plan social, professionnel et de couple.

2° Possibilités socio-économiques.

- Les conditions économiques rendent-elles la vie plus facile ou plus difficile ?
- Existe-il des ouvertures qui facilitent l'organisation d'un nouveau mode de vie social et économique ?

d) Personnalité.

La personnalité est la variable qui influe le plus sur le cours pris par le deuil selon sa capacité à réagir à des situations de tension et à établir des relations d'amour.

D. Facilitation active du deuil normal

1. Processus naturel

Nous avons vu en A le déroulement normal et sain d'un processus de deuil. L'accompagnateur doit faire sentir au mourant à la fois qu'il accepte son départ et qu'il l'aime; le travail de deuil face à la mort d'un être aimé commence donc avant le décès autant dans l'intérêt du mourant que de celui qui reste.

Il y a des prédispositions cognitives qui aident la personne en deuil à faire face à la perte et à aboutir à une évolution favorable :

- disposer d'un modèle de représentation de la figure d'attachement comme disponible, remplie de sympathie et disposée à aider,

- disposer d'un modèle d'elle-même comme d'une personne potentiellement susceptible de susciter l'amour et reconnue comme précieuse.

Ces modèles ont été établis par des expériences heureuses dans l'enfance où ses désirs d'amour, de réconfort et de soutien auront été respectés et remplis.

Par la suite, sous l'influence de ces modèles, elle aura vraisemblablement été capable d'établir d'autres relations remplies d'amour et de confiance, dans son adolescence et sa vie adulte.

Une telle personne ne sera pas épargnée par le chagrin dans la confrontation à la perte, et pourra même éprouver un chagrin profond et parfois une grande colère. Comme elle n'a pas peur d'éprouver des désirs intenses et sans réciprocité d'amour pour la personne perdue, elle se permettra d'être saisie de bouffées de chagrin qu'elle exprimera naturellement avec des larmes.

Mais elle pourra s'épargner un deuil insupportable ou improductif, car il est peu probable qu'elle ait une forte impression d'avoir été rejetée ou qu'elle se fasse des auto-accusations injustifiées.

2. *Rôle des relations sociales*

Dans les cultures où, après un décès, la famille et les amis prennent efficacement la responsabilité des décisions en en déchargeant le conjoint et les enfants, en consolant les affligés, en s'occupant des orphelins (Samoa)... les syndromes de deuil handicapant ne surviennent qu'exceptionnellement. L'entourage des personnes en deuil, famille et professionnels, voisins ou commerçants, joue un rôle de premier plan pour faciliter le processus du deuil, en permettant à la personne en deuil d'exprimer toute l'intensité de ses sentiments, son chagrin et sa colère, de parler de son conjoint mort, de pleurer (une personne qui a cette attitude d'écoute peut suffire).... L'attitude de la mère de la veuve, si elle vit encore, est particulièrement importante si les relations avec sa fille ont été auparavant mutuellement gratifiantes.

Par contre, si les interactions sont inutiles ou nocives, le processus du deuil évolue défavorablement : entourage rendant plus difficile l'expression des sentiments, ou discutant sur l'avenir pendant les premiers mois de deuil, belle-mère affirmant (ou impliquant) que la perte de la veuve était moins importante que la sienne, membre de la famille mettant en cause la veuve dont les soins auraient été insuffisants et la culpabilisant...

3. Rôle des cérémonies culturelles

Les coutumes sociales sont extrêmement différentes, mais la réaction émotionnelle des personnes en deuil reste à peu près identique dans toutes les cultures. Certaines coutumes facilitent ou freinent le deuil normal. Sans le secours de coutumes approuvées, les personnes en deuil et leurs amis sont abasourdis et savent à peine comment se comporter les uns vis-à-vis des autres, ce qui contribue à l'insatisfaction et à la pathologie.

Les rites funéraires jouent un grand rôle dans la vie sociale d'un peuple ayant pour but ostensible la personne morte. Mais, en fait, elles sont pratiquées non au bénéfice du mort mais à celui des vivants. Les coutumes de deuil s'apprécient en fonction de l'aide qu'elles apportent à la résolution du deuil. Il peut paraître étrange d'imposer des coutumes sur une émotion aussi intense et intime que le deuil, mais la solitude et le conflit intense de sentiments qu'il provoque exigent une structure de soutien.

Les coutumes funéraires ont trois fonctions :

a) Aider la personne en deuil

Les cultures considèrent comme allant de soi qu'une personne en deuil soit choquée sur un plan personnel et désorientée sur un plan social. Les coutumes permettent à la personne en deuil de faire face à son incertitude, par la matérialisation du fait que la perte s'est effectivement produite, et en lui fournissant la possibilité d'une expression publique de son chagrin. Au début, les actes de deuil atténuent la portée de la séparation et permettent à la personne endeuillée de donner au mort, pendant un certain temps, une place aussi centrale dans sa vie que celle qu'il avait antérieurement. Mais ces coutumes mettent simultanément l'accent sur la mort en tant qu'événement décisif dont les implications doivent être reconnues. Les coutumes funéraires marquent ensuite les étapes de la réintégration, par la fixation de la période durant laquelle le deuil est admis, et en y mettant enfin un terme; puis les personnes en deuil sont introduites au nouveau rôle social qu'elles devront désormais remplir.

b) Maintenir l'intégrité de la société
Une société doit se perpétuer. Les rites permettent aux différents membres de la communauté de manifester publiquement leur perte, de manifester aux morts leur gratitude, d'agir à nouveau d'une manière ressentie comme favorable à la personne qui est partie, de dire adieu à l'un d'entre eux. Ces motivations sont exprimées dans le cérémonial des funérailles dont on peut penser qu'il est conforme aux volontés du défunt, et dans les prières pour son bien-être futur. Mais il peut aussi permettre d'exprimer les profondes émotions de peur et de colère qui ont été éveillées. Le comportement émotionnel est ainsi dirigé selon des voies socialement acceptables.

c) Assurer une fonction économique d'échanges
Les rites règlent les échanges complexes de biens et de services entre familles et groupes. Chacun s'assure ainsi implicitement de l'assistance de tous les autres si l'adversité devait également le frapper ultérieurement.

4. Fonction des croyances universelles

L'appartenance religieuse ne semble pas, par contre, avoir une influence notable sur le processus du deuil, mais trois croyances sont presque universelles dans les diverses cultures :

a) Le défunt continue à vivre
Malgré la mort corporelle, la personne continue à vivre et maintient des relations avec les vivants, au moins pendant un certain temps. Des coutumes sanctionnent socialement le sentiment de présence persistante de la personne morte, ressentie psychologiquement comme celle d'un compagnon réconfortant ou potentiellement hostile. Lorsque les

relations avec le mort sont considérées comme bénéfiques, les règles et rituels fonctionnent pour les préserver. Mais dans les cultures où ces relations peuvent être en partie nocives, les rituels sont alors destinés à expédier le mort et à protéger les vivants.

b) L'endeuillé est en colère contre le responsable de la mort

On s'attend à ce que la personne en deuil ressente de la colère contre quiconque peut être tenu comme responsable de la mort. Cela est d'autant plus compréhensible que, en dehors de l'Occident moderne, la plupart du temps la mort frappe beaucoup plus souvent des enfants, des adolescents ou des adultes dans la plénitude de la vie, que des vieillards. Ainsi, la plupart des morts sont des morts prématurées. La cible de cette colère varie selon les cultures (le défunt, soi-même ou des tiers). Une culture peut être créée par un leader qui a été marqué par cette colère. Ainsi Hitler, dont la mère est morte d'un cancer lorsqu'il avait 18 ans, en a voulu à son médecin juif : voilà la source de l'antisémitisme de l'Allemagne nazie.

c) Le deuil doit se terminer en un an

Les coutumes fixent le moment où le deuil doit se terminer, et la durée d'un an est habituelle.

5. Ne pas consoler

Nous avons observé le refus de consolation dans la phase de languissement-recherche (cf p.110).Il y a de nombreux préjugés à l'égard de consolateurs potentiels. Dans le deuil pathologique, il est difficile de trouver un réconfort auprès d'amis. Certains endeuillés vont éviter délibérément toute personne qui pourrait manifester de la sympathie; d'autres vont en rechercher, mais seront extrêmement hésitantes devant toute offre d'aide, en ayant tendance à interpréter de manière erronée les propositions d'un consolateur potentiel, et elles feront en sorte de ne pas en trouver parce que :

- elles ne croiront pas possible de recevoir de la part de la famille ou d'autres personnes gentilles un réconfort, et s'attendront à un rejet;
- elles pourront penser qu'elles recevraient, à la place, des critiques, accusations et punitions;
- elles croiront que le prix du réconfort sera une servitude et auront peur d'intentions prédatrices.

Bien que ces interprétations puissent être complètement fausses, et que la personne puisse parfois parfaitement le savoir, elle en sera profondément influencée et ce modèle, une fois institué, s'avère extrêmement difficile à modifier. Cette prévision profondément inscrite de ce que seront les comportements possibles des consolateurs potentiels joue un grand rôle dans la détermination de l'état d'une personne en deuil, de la tristesse au désespoir.

6. Laisser s'exprimer et écouter

a) Attitude générale

Une variable fondamentale dans l'évolution du deuil est la réaction manifestée envers la personne en deuil par les membres de sa famille, amis ou professionnels, lorsqu'elle commence à exprimer ses sentiments. La personne triste ou en dépression après une perte se tourne vers un compagnon en qui elle a confiance pour qu'il l'aide et la réconforte, et pense qu'avec cette aide et le temps, elle va pouvoir se rétablir au moins partiellement. Se rétablir entièrement seul par ses propres moyens est plus difficile. Des amis peuvent manifester leur sympathie en écoutant la remémoration par la personne en deuil des satisfactions passées et des jours heureux, qui en éprouvera du réconfort (dans un deuil normal).

b) Technique de Raphaël

C'est une technique d'entretiens de soutien aux personnes en deuil. Elle se base sur le fait de fournir à celles-ci les conditions qui leur permettent et les encouragent à traiter de manière répétée et très complète une grande partie des informations importantes qui jusque-là avaient été exclues. Ce n'est, en effet, que lorsqu'on s'appesantit en pleine conscience sur les détails et les circonstances de la perte, sur les aspects intimes des relations antérieures et sur les autres relations passées, que les émotions qui y sont attachées peuvent être évoquées et ressenties, puis dirigées vers les personnes et liées aux situations qui les ont suscitées à l'origine. Cette aide professionnelle, qui doit être la plus précoce possible, encourage la veuve, par exemple, à parler librement et en détail de certains sujets; des questions adéquates pourront être posées lorsque la nostalgie et la tristesse paraissent être réprimées, ou lorsque la culpabilité et la colère sont déplacées.

Les thèmes à aborder successivement sont : . 1ère étape : les circonstances qui ont abouti à la mort du défunt, et le vécu de la personne en deuil à partir de ce moment; . 2e étape : son mari en tant que personne, depuis le moment où ils se sont rencontrés, puis toute leur vie conjugale avec ses aléas; on peut suggérer de montrer des photographies ou d'autres souvenirs ; . 3e étape : les affects se rapportant à d'autres pertes antérieures.

Cette aide professionnelle facilite l'évolution du deuil vers une issue favorable et évite l'installation d'un état d'inhibition massive ou d'un deuil chronique. La tendance à idéaliser cède la place à une évaluation plus réaliste; les situations qui ont suscité la culpabilité ou la colère peuvent être réexaminées et parfois réévaluées; la douleur et l'angoisse de la perte peuvent être reconnues et donc dépassées.

7. *La sagesse*

"Lorsqu'on perd un être aimé, on verse des larmes. Sont-elles pour vous, ou pour la personne qui vient de mourir ?... Si l'on pleure parce que l'on se prend en pitié, ces larmes, versées sur soi, n'ont aucun sens. Si l'on pleure parce qu'on est privé d'une personne en qui l'on a placé beaucoup d'affection, c'est que ce n'était pas de l'affection... Cette douleur est auto-engendrée... La douleur et l'amour ne peuvent aller de pair." (Krishnamurti, *Se libérer du connu*).

5. PENSEES ET VISUALISATIONS POSITIVES

Le disciple : "Qu'est la pratique ici et maintenant ?"
Le lama : "Etre positif".

Face à la pensée positive connue en Orient (dans l'hindouisme, le bouddhisme, le tantrisme...) depuis des millénaires, l'histoire de la pensée positive dans la psychologie occidentale est bien courte. Je reviendrai donc aux sources.En Occident le docteur Coué, auteur de la célèbre méthode qui porte son nom, a introduit la pensée positive avec, pour but, la guérison et le bonheur. Sous ses affirmations simplistes qui font sourire, il avait une juste intuition. Ses successeurs, Fox et Murphy, ont donné à la pensée positive une dimension spirituelle. Pour la psychologie transpersonnelle, la pensée positive a pour but le dépassement de l'ego et l'expérience transpersonnelle non duelle. Enfin le bouddhisme utilise, parmi sa panoplie de moyens habiles, la pensée positive pour, allant de l'expérience transpersonnelle à l'état transpersonnel, viser l'illumination c'est-à-dire la réalisation de notre Nature de Bouddha.

Mais, avant de développer la pensée positive, il est utile de reconnaître et de maîtriser son contraire, la pensée négative.

A. Maîtriser le mental négatif

1. Pensée, Parole et Action

La pensée, dans le bouddhisme, s'étend au sentiment et à l'image mentale. Ils constituent ensemble les facteurs mentaux. Les deux cerveaux sont concernés par la pensée au sens large.

Einstein avait bien compris l'importance de l'image (cerveau droit) dans la pensée : "Les mots, le langage écrit ou les paroles, ne paraissent pas jouer de rôle important dans le mécanisme mental de la pensée. Les entités psychiques qui semblent servir d'éléments de base à cette pensée construisent des signes, des images plus ou moins claires qui peuvent être combinées ou reproduites consciemment. Ces éléments sont donc de type visuel."

La pensée positive ne doit donc pas se limiter à la pensée verbale du cerveau gauche. Elle ne concerne pas seulement cet ensemble de la pensée verbale et non verbale, mais aussi la parole. L'action, par contre, extériorisation conséquente de la conscience (pensée et parole), ne peut être incluse dans la pensée positive. Il y a correspondance et transformation entre d'une part la matière et l'énergie physique, et d'autre part entre l'énergie physique et l'énergie psychique, comme on le constate entre les impulsions électriques du cerveau et le flux énergétique de la pensée.

2. Les symptômes de la pensée négative dans la vie quotidienne

On peut classer les expressions de la pensée négative selon plusieurs axes.

a) La vision négative du temps

C'est la culpabilité par rapport au passé, le manque d'estime ou de gratitude par rapport au présent en un recroquevillement égotique sur un problème momentané, enfin les soucis par rapport à l'avenir (ne pas être en retard au bureau, l'avenir de mes enfants, etc...).

b) La peur

Chaque perturbation mentale donne naissance à la peur. L'ignorance entraîne la peur de l'inconnu. Le désir entraîne la peur de ne pas acquérir ce que l'on veut ou de ne pas conserver ce que l'on a. Enfin la colère entraîne la peur de ne pas vaincre. Ces peurs conduisent à des peurs encore plus profondément enracinées : la peur de la mort et de la maladie, la peur de l'autre conduisant au racisme et au sadisme, parce que l'on se voit séparé et différent de l'autre, et donc menacé par lui. La peur est toujours de nature négative (souvenirs passés négatifs ou avenir inconnu et redouté). C'est en définitive une peur de vivre, par manque de confiance justifiée en l'ego, mais sans avoir basé sa confiance sur le seul roc solide, notre centre.

c) L'apitoiement sur soi

Cette centration exclusive sur soi et sur son petit bonheur ne peut permettre d'être heureux. Le dépressif se plaint toujours de plus en plus, ce qui fatigue les autres et le fatigue lui-même.Celui qui se plaint lui-même attend tout d'une aide extérieure, alors que la voie de la libération est dans le fait d'assurer nous-même notre propre autorégulation spirituelle.Cet apitoiement enchaîne au passé, paralyse le présent et mure l'avenir. Or, le présent et l'avenir, seuls ouvrables, se ferment avec la pensée négative. Le Dalaï Lama dit souvent que l'apitoiement sur soi-même est la cause de tous les maux.

d) Effets pathologiques de la pensée négative

La pensée négative atteint un niveau psychiatrique sous bien des formes, de la dépression, où l'on voit tout en noir et qui peut conduire au suicide, à l'exercice dictatorial du pouvoir dans la famille, l'entreprise ou en politique, et finalement aux crimes et délits venant de la perte du sens de l'existence ou du droit à l'existence de l'autre, en particulier de l'inconnu anonyme.

3. Le mécanisme de la pensée négative

a) Les trois perturbations mentales. On empoisonne sa vie affective par les trois perturbations mentales (ou poisons) qui ne laissent pas l'esprit en paix. Leur but unique est l'assouvissement des passions, ce qui entraîne l'agitation mentale et la frustration. Ce sont :

- L'ignorance : On méprise ce que l'on ne connaît pas. Regardez la mimique du mépris. Croyez-vous que ce visage soit harmonieux, beau, que ce soit un visage heureux et rayonnant !...
- Le désir-attachement : Il nous fait vivre hors de l'ici et maintenant, perpétuellement frustrés.
- La haine-colère entraîne la malveillance injurieuse envers les autres. Avec des sentiments de colère ou de vengeance, on se rend malheureux. Il faut nous soustraire à toutes ces perturbations et ne pas tomber dans leur cercle vicieux.

b) Le point de vue égotique

Il établit la loi d'aveuglement spécifique (la paille et la poutre). On n'observe que les défauts de ceux que l'on croit aimer quand, à cet amour bien imparfait, se mêlent des désirs et de l'égoïsme. Si notre amour est totalement désintéressé, c'est-à-dire si nous donnons et rayonnons sans attendre rien en retour, en voyant le diamant qu'il y a en chacun, nous ne serons pas pour autant aveugles à son ombre, mais nous la considérerons comme secondaire parce qu'impermanente. Mais si nous pensons toujours à tout ce que nous avons fait pour quelqu'un et que nous attendons qu'il nous paye de retour, c'est une forme d'égoïsme; et quand le retour ne vient pas, nous sommes frustrés, en colère et malheureux. Lorsque nous aimons vraiment, nous donnons sans rien attendre en échange. Nous ne pouvons alors qu'avoir une agréable surprise si nous recevons à notre tour. Au lieu de nous centrer sur les souffrances du petit ego, il faut nous centrer sur notre nature non duelle de Bouddha, sur notre Soi. Il nous sera alors facile, comme l'indique Teilhard de Chardin, de nous décentrer sur autrui, dont le Soi est coextensif du nôtre, et sur plus grand que soi.

c) La frustration

Elle vient, d'une part, de notre désir non réalisé provisoirement ou définitivement en l'absence de sagesse acceptant la réalité telle qu'elle est. La pensée négative naît du refus de ce qui est.

Toute situation même douloureuse physiquement, si elle est acceptée, n'engendre pas une souffrance mentale supplémentaire, la souffrance de la souffrance. Avec le même cancer, les personnes qui apprennent à avoir une pensée positive peuvent survivre, alors que d'autres se laissent mourir rapidement. Mais la frustration peut ausi prendre la forme du stress dû à l'environnement géographique et humain d'une société anti-écologique, basée sur de fausses valeurs (avoir, argent, compétition...). Cette source externe permanente de frustration entraîne la maladie mentale et physique. Mais notre immaturité nous fait amplifier le traumatisme, alors que l'on rirait des mêmes contraintes si on pouvait vivre l'ici et maintenant enraciné dans le soi.

d) La projection de l'ombre

Critiquer les défauts des autres (cancans de famille ou de bureau, militantisme politique, racisme...) est une projection de notre propre ombre.

Critiquer les autres n'est pas une nourriture saine pour l'esprit, car cela fortifie les pensées négatives.

4. *La source profonde de la négativité*

a) Les cercles vicieux de la roue de la vie

Nous ne pouvons analyser ici les trois perturbations mentales déjà citées de l'ignorance, du désir-attachement et de la haine-colère, représentés par trois animaux se mordant la queue en cercle : le coq, le serpent et le cochon.

Il faudrait aussi parler des douze liens interdépendants qui partent de l'ignorance et y reviennent.

b) Notre sous-développement spirituel

Un mécontentement profond est issu du peu d'amour et d'estime envers soi-même. En analyse transactionnelle, on dirait : "Je ne suis pas OK, les autres ne sont pas OK". Cela tient à notre impuissance à voir et à exprimer ce que nous sommes véritablement. Ne voyant pas notre Nature de Bouddha, étant coupés de notre centre (hara, Soi...), notre source d'énergie vitale, nous avons perdu l'essentiel et ne pouvons donner un sens à notre vie. Nous sommes alors incapables de réaliser une oeuvre, de créer quelque chose qui nous ressemble et nous valorise.

B. La pensée positive dans la vie quotidienne

1. Voyez-vous le monde de façon positive ?

La bouteille est-elle à moitié pleine ou à moitié vide ? Testez par de telles questions votre pensée positive. Remarquons que le plein ou le vide n'est pas positif en soi, cela dépend de ce que contient la bouteille (un nectar ou un poison). Lorsque l'on vous demande "Comment ça va ?", répondez-vous plutôt "ça va bien" ou "ça ne va pas trop mal" ou "Ah ! ça va mal"... La secrétaire dont on demande le patron au téléphone peut répondre sèchement : "Non, il n'est pas là" ou de façon plus agréable et efficace "Que puis-je faire pour vous en son absence ?". Les voeux de bonheur du jour de l'an sont de bons exercices de pensée positive.

2. L'idéologie fondamentale : optimisme ou pessimisme

Une idéologie fondamentale partage l'humanité entre optimistes et pessimistes, entre gens heureux et gens malheureux.Et pourtant, entre eux il y a une distance infime, un simple changement de perception globale, comme dans le dessin de la gestalt en noir et blanc qui a deux lectures possibles (un échiquier consiste-t-il en carreaux noirs sur fond blanc ou en carreaux blancs sur fond noir, est-ce un vase ou deux visages se faisant face ?...).

C. Constatation de l'efficacité de la pensée positive

1. Cas de réussite par la pensée positive

La pensée positive conduit à un bonheur et à une joie jaillissant continuellement comme d'une source vive. On est alors heureux, même lorsque rien ne va (sinon on n'a aucun mérite à être heureux !...). Cette source ininterrompue de joie est en chacun de nous; il suffit de creuser, de se mettre en relation avec son être le plus profond, avec son centre (Soi, Hara, Nature de Bouddha..) qui est l'infini universel, au-delà de la dualité. Ne mourons pas de soif affalé sur cette riche source que notre ignorance nous empêche de voir. De nombreuses personnes célèbres ont atteint la valeur qu'elles ont exprimée par leur pensée positive ardente et confiante, en particulier sur les plans de l'ambition professionnelle et de la santé.

Borg s'était juré, à l'âge de 12 ans, de devenir le plus grand champion de tennis de tous les temps.

Une femme cancéreuse, médicalement condamnée à vivre moins d'un mois, souhaite voir son fils marié, puis voir naître un petit enfant, puis être à sa première communion, etc. ; elle a ainsi vécu plus de 10 après sa condamnation médicale !

Le scénario sur l'âge de la mort a été découvert en analyse transactionnelle. La comédienne Rachel, jeune fille malingre et timide, a juré de devenir comme les statues grecques du Louvre : "je commandais à mes os, à mes muscles, à ma chair de leur ressembler"; cela arriva et on admira ses formes sculpturales et son aplomb. La pensée positive a une grande efficacité dans la guérison. Nous y consacrerons tout le chapitre suivant.

2. La parole efficace

a) L'impact des mots. Si une personne ne croit pas à l'efficacité de la pensée positive, injuriez-la. Sa vive réaction ne se fera pas attendre. Vous aurez ainsi vérifié le pouvoir des mots sur son état. Il n'y aura plus qu'à se dire désolé de ce qui s'est passé, mais que si un tel mot d'argot peut avoir un tel effet, quel doit être celui d'une parole juste ou sacrée ! Dans la vie quotidienne, chaque mot a un impact. Chaque mot produit un effet en accord avec ce qu'il dénote. Si vous demandez à table du sel, on vous fait passer le sel. Le mot "sel" vous a procuré la substance "sel", avec un résultat immédiat. Un dicton dit : "Fais bien attention à ce que tu souhaites, tu pourrais bien l'obtenir." Les contes de fée, réservoir d'archétypes, montrent la force des souhaits positifs comme négatifs.

b) Les mots qui tuent et ceux qui sauvent

Un mot peut tuer; un mot peut sauver la vie. Un célèbre auteur anglais de théâtre, Joe Orton, dit : "Pour être destructeurs, les mots doivent être irréfutables. Le mot imprimé est moins efficace que le mot parlé parce que la déflagration en est moins forte. Le regard peut ignorer, glisser, sur les vocables dangereux. Mais si vous parvenez à enfermer votre ennemi dans une pièce et à lui tirer votre phrase à bout portant, vous provoquerez une sorte de secousse sismique." La psychologie moderne, la sémantique générale, l'école de Palo Alto, l'analyse transactionnelle, ont montré que des phrases pouvaient nous emprisonner dans la confusion de la carte et du territoire, dans la double contrainte, dans un scénario de vie.

Inversement, Berne, le fondateur de l'AT (analyse transactionnelle) avait dit à un de ses patients : "Ne te tue pas." Il a entendu cette phrase dans sa tête, au moment de se jeter d'un pont, et cela lui a sauvé la vie.

Un mot ou une phrase peut aussi donner la vie spirituelle. C'est le cas, pour un catholique, des sacrements du baptême ou de la confession. En Inde, une pensée d'un maître peut suffire pour donner l'initiation à un disciple; c'est "kripa" ou l'initiation par la grâce.

c) Les attitudes éducatives envers les enfants

L'éducation des enfants détermine leur attitude positive ou négative :

- Est-il valorisé ? L'approuve-t-on lorsqu'il a une idée, un plan, un espoir ? Inutile de le mettre en garde contre les difficultés, ce sera bien assez tôt quand les problèmes se présenteront pour l'aider à les surmonter.

- Est-il dévalorisé ? Face à ses projets ne lui montre-t-on que les dangers et les difficultés ?

Ainsi, on a dit à Jean Genêt : "Tu es un voleur", il est devenu voleur. Les parents négatifs disent à leurs enfants : "Tu es un imbécile", "Tu es un incapable", "Tu n'arriveras jamais à rien", etc... et malheureusement les enfants croient ce que disent leurs parents...

Un pédagogue, un animateur, un psychothérapeute ne peuvent aider les autres que s'ils fonctionnent selon une pensée positive et s'ils peuvent aider les autres à se positiver.

Inversement, le jeune comme l'adulte doivent prendre leurs distances vis-à- vis des parents et des amis qui doutent de tout ou se montrent jaloux et destructeurs, car les pensées négatives ont un effet négatif, même dites sans méchanceté; elles ne montrent que les propres craintes et l'immaturité de la personne qui les profère.

D. Causes de l'efficacité de la pensée positive

Ce sont aussi les causes de l'efficacité de la pensée négative !

1. Présence du non-duel dans le duel

Le Soi, notre Nature de Bouddha, est en nous, avec ses plus hauts idéaux et son potentiel d'illumination et de réalisation. Pour devenir ce que nous sommes et nous réaliser pleinement, il suffit d'entrer en relation avec notre diamant, avec notre centre. Il sait le chemin qu'il faudra prendre pour obtenir cette réalisation.

Le tantrisme, comme le Zen (avec le retour sur la place du marché dans le dressage du buffle), reconnaît la présence de l'absolu, du non-duel, du divin -dans le vocabulaire hindouiste- dans la plus complète immersion dans le fleuve de l'existence quotidienne, sans dichotomie entre les réalités spirituelles et matérielles. Il n'y a donc pas à aller chercher la paix hors du monde, mais dans le monde même où tout est contenu. C'est ici et maintenant qu'il s'agit de réaliser la plénitude de l'être. Le Visvasra Tantra affirme : "Ce qui est ici est partout, ce qui n'est pas ici n'est nulle part".Ainsi, il n'est aucune expérience, si humble soit-elle, qui ne puisse servir à notre élévation spirituelle. Tout devient une occasion de fusionner avec la vie cosmique : manger, respirer, faire l'amour sont des modes de communion.

Le Sankalpa (pensée positive du Yoga Nidra) est un procédé efficace pour cultiver la terre sauvage de l'inconscient. Il permettra de découvrir le trésor du Surconscient. C'est une petite décision qui va déterminer la métamorphose. On dirait, en termes cybernétiques, que le Sankalpa est une énergie de commande. Swami Satyanda peut dire : "Tout dans la vie peut échouer, mais jamais, jamais un Sankalpa répété au début et à la fin de Yoga Nidra".

2. *La pensée est acte*

Dans le bouddhisme, la pensée est acte (Karma). L'homme est le résultat de ses expériences, de sa vie passée et de ses vies antérieures. Le contenu de nos pensées, en bien ou en mal, est responsable de ce qui nous arrive. Chacun de nous est aujourd'hui ce qu'il a pensé, dit et fait hier, et il sera demain ce qu'il a pensé, dit et fait aujourd'hui. Et on est libre d'avoir des pensées/sentiments et des paroles positifs et constructifs. Le bouddhisme, tout comme Swami Satyananda, met constamment l'accent sur le fait que l'on se débarrasse d'un élément indésirable en cultivant son opposé, son contrepoison.

Swami Sivananda disait :

Semez une pensée, vous récolterez une action.
Semez une action, vous récolterez une habitude.
Semez une habitude, vous récolterez un caractère.
Semez un caractère, vous récolterez un destin.

On devient ce à quoi on s'identifie. Nous avons déjà vu l'exemple de Jean Genêt qui est devenu ce qu'on a dit de lui. Si nous pensons "Je suis ceci ou cela (petit, limité, handicapé...)", on deviendra ceci ou cela (petit, limité, handicapé...), et en s'identifiant à ce qui est faux ou partiel, on ne peut s'élever sur le plan spirituel. La voie spirituelle est un long processus de désidentification des identités partielles faites par les autres ou par nous-même au cours de notre histoire, puis de réidentification à un niveau supérieur universel.

Inversement, si on se dit "J'ai la claire et pure Nature de Bouddha; je suis un Bouddha", on atteindra l'état de Bouddha. Ceci constitue un processus d'auto-éducation et une voie spirituelle fondamentale. On crée son propre enfer ou son propre paradis. Et ceci, ici et maintenant, par la manière dont on utilise son propre esprit. Ainsi, la dernière pensée au moment de mourir, conditionnant en grande partie notre nouvelle incarnation, dépend de notre maturité et de notre pratique religieuse durant notre vie; c'est la pensée la plus forte qui viendra spontanément : l'attachement ou la motivation à atteindre l'éveil par amour pour tous les êtres. Dans le Bardo- Todöl, il est bien indiqué que les déités paisibles ou irritées que l'on voit sont le pur produit de notre conscience, créant en se projetant notre paradis ou notre enfer.

L'ascèse mentale bouddhiste consiste à n'avoir que des pensées positives. Si on reconnaît la puissance de l'esprit sur la matière, il est logique de changer son esprit par son esprit même, avec les conséquences de changements physiques possibles.

3. La pensée est énergie

Il y a un feed-back de l'énergie de la pensée positive et de l'inconscient. Le Sankalpa est un ordre direct donné par le conscient à l'inconscient. La pensée positive consciente influence l'inconscient qui reproduit alors spontanément cette pensée positive à chaque instant et le fait réapparaître au conscient quand besoin est.

L'inconscient le plus profond est sensible aux suggestions de la volonté consciente. Ces suggestions seront alors soutenues par la force extraordinaire de l'inconscient et pourront à leur tour exercer une grande influence sur la personnalité consciente.

Quand on pense constamment à quelque chose, l'être entier finit par s'en imprégner. Une pensée répétée et répétée finira par paraître vraie même si elle est idiote. Mais on n'est pas obligé de répéter des choses idiotes et on peut choisir à la place des choses positives et vraies. La répétition ne rend prisonnier que si elle est déformante. Nous n'aurons plus alors besoin de penser à ce leitmotiv parce que nous le vivrons. Cette voie est largement utilisée dans le bouddhisme tibétain.

La pensée est une énergie. Des voyants ont pu déceler visuellement des formes pensées. Cette énergie psychique est étroitement liée aux énergies de nos corps subtils et peut donc les influencer. Swami Satyananda constate que le Sankalpa du Yoga Nidra rassemble autour de lui les forces immenses des corps subtils.

Si on fait attention à une sensation douloureuse, elle devient plus douloureuse. Plus on pense à son mal, plus la souffrance est forte. Au contraire, si on retire son attention de cet endroit pour la placer sur la respiration, sur la relaxation, on sent beaucoup moins la douleur. C'est la base de la sophrologie. L'énergie suit la pensée. Penser à la santé aide à retrouver la santé, et penser à la maladie nous affaiblit et nous enfonce.

La pensée entraîne le résultat de l'événement. L'environnement ou l'événement traumatique, selon notre façon de le voir, nous permet de le traverser ou nous terrasse. Imaginer son avenir le crée. La réalisation de n'importe quelle entreprise commence par l'imaginaire. L'idée est d'abord vue, transformée et ensuite réalisée. Il faut avoir le courage d'avoir des pensées neuves et grandioses. Les gens célèbres ont réalisé ce que les autres tenaient pour impossible. Les habitudes de pensée négatives nous emprisonnent , nous renferment et nous limitent. Ce sont des "pièges à con". Les pensées sont créatrices. Si l'on pense aujourd'hui ce que l'on souhaite comme une certitude, cela deviendra demain une réalité. Le meilleur moyen d'échouer est de penser sans cesse aux difficultés possibles (c'est trop cher, trop risqué, pas réaliste...).

La concentration permet de contrôler sa pensée, de l'orienter en fonction d'un but, de l'énergétiser et de la réaliser. Ce processus est tout à fait celui de la voie bouddhiste permettant d'atteindre l'état de Bouddha.

4. Osmose de la conscience et de l'environnement

La conscience a, comme l'eau, la propriété de prendre la couleur de ce avec quoi elle entre en contact, sans pour cela changer de nature.L'intérieur est comme l'extérieur; ce qui est en haut est comme ce qui est en bas (Hermès Trismégiste).

Pourquoi cherchons-nous à nous entourer de choses esthétiques ? Parce que cela donne un cadre harmonieux et joyeux à notre conscience. Les gens qui s'enlaidissent exprès (punks...) marquent par là le peu d'estime qu'ils ont pour eux-mêmes et pour les autres.Inversement, si on vit de façon positive, les difficultés et les souffrances paraîtront moins grandes. Ainsi, le travail sera plus agréable si on commence sa semaine en relevant sportivement le défi plutôt que de la commencer en geignant.Les idées des hommes déterminent ce qui se passe dans le monde, les découvertes scientifiques comme les guerres. Il y a des karmas collectifs.

Nous attirons les situations auxquelles nous sommes confrontés. Nos pensées prédominantes et habituelles créent des vibrations qui attirent sur nous, comme un paratonnerre, les circonstances et les expériences qui leur correspondent.

Le pessimiste qui voit le mauvais côté des choses attire les catastrophes, alors que la chance se présente à l'optimiste. La compréhension holistique et transpersonnelle du monde et la prise de conscience de la synchronicité, décrite par Jung, nous rendent ces notions familières.

E. Moyens pour atteindre la pensée positive

1. Comprendre le but

La sagesse de la compréhension est indispensable. Mais quelle compréhension peut nous permettre d'avoir spontanément une pensée positive ? Celle du chemin spirituel qu'il nous faudra parcourir. Cela peut sembler bien ambitieux et mettre la charrue avant les boeufs. N'est-ce pas au contraire la pensée positive qui peut nous aider à avancer sur le chemin spirituel ? Tout se tient, et ceux qui ont la chance d'avoir une perspective spirituelle peuvent aussi s'établir fermement dessus pour atteindre la pensée positive.

a) Le lâcher-prise de l'ego et l'établissement dans le Soi

Pour triompher de la négativité, il faut lâcher prise pour devenir canal des énergies cosmiques ou de la grâce (de Dieu, du Bouddha, du gourou, du cosmos...). Les racines de notre identité poussent vers notre intériorité, vers notre Soi. Ce développement de nos potentialités nous donne un état de joie.

A un journaliste qui demandait à Swami Muktananda "Comment pouvez-vous rester aussi beau et aussi jeune ?", le grand sage indien répondait : "Le secret est de mener une vie disciplinée et de s'établir constamment dans le Soi. ... Je n'ai d'amour que pour le Soi, ne trouve d'accomplissement que dans le Soi. Ainsi vivant et agissant dans le Soi, je demeure jeune."

b) Le dépassement de la dualité

Pour se libérer, il faut abandonner les mécanismes réactionnels fondés sur la peur et la séparativité, comprendre que le désir est source de souffrance, et atteindre le détachement.

La dualité est forcément conflictuelle, moi-l'autre ou moi-l'environnement, qui entraîne peur et violence. Cela ne peut se faire que dans l'amour universel, la confiance qui neutralise toutes les peurs et établit la paix. On se rend compte que l'on est identique aux autres (méditation d'équanimité) et Un avec chacun au niveau de la réalité ultime. On regarde alors les autres avec une attitude positive.

L'optimisme est la donnée spirituelle qui voit la réalité telle qu'elle est, au-delà des illusions de l'apparence. Celui qui est conscient de lui, de son Soi, de sa Nature de Bouddha, sait que la même Conscience non duelle existe en chacun. Dans l'univers, il y a une seule énergie qui se manifeste sous différentes formes. Aussi, quoi que l'on fasse, bien ou mal, on le fait à soi-même et à personne d'autre. Par exemple, si je pense du mal de vous, je suis le premier à souffrir de ces pensées négatives dans mon coeur. Ces pensées négatives peuvent certes vous affecter, maintenant ou plus tard, mais à ce moment même c'est ma propre conscience qui est polluée.

2. Décider d'être positif

Une fois que l'on a compris, il ne reste plus qu'à être cohérent avec soi- même et avoir le courage de faire les efforts nécessaires (virya).

a) L'auto-éducation

Le Yoga Nidra constitue une technique d'autodéfense psychologique nous permettant de nous défendre contre les manipulations et les slogans des médias et de la publicité. Il nous permet de retrouver notre intégrité mise à mal par les agressions venues de l'extérieur, le stress et le flux d'informations et d'images in-signifiantes ou seulement extérieures. Il permet de nous recentrer et de reprogrammer notre vie en nous-mêmes, en nous appuyant sur les lois universelles de la nature humaine. C'est une énergie de commande de libération. Pour Swami Satyananda, chacun de nous a le pouvoir de modeler sa propre structure mentale, d'éliminer ses peurs et ses obsessions, en installant, de propos délibéré, des comportements et des désirs de nature positive. Etre sur le chemin de la sagesse, c'est se sculpter soi-même. Cette auto-éducation permet le mécanisme de désidentification.

b) Le sens de la vie balayant le doute

Le doute fait échec aux suggestions. Le Sankalpa doit être profondément senti et dit avec ferveur, avec la force de la certitude, avec la sincère et ferme conviction que ce que l'on affirme est vrai, que notre pensée positive sera efficace et que le succès sera atteint.

J'ai eu une résistance envers cette "foi" sur laquelle tous les auteurs insistent, de Coué à Fox et de Swami Satyananda à Murphy. N'est-ce pas une attitude irréaliste qui prend pour vérités ses souhaits illusoires ? Mais si on comprend que l'action de la pensée positive sur l'inconscient se fait par l'énergie de l'émotion, la confiance dans la pratique est la condition même de sa réussite. Cela peut expliquer de la même façon que seulement ceux qui croient aux expériences parapsychologiques peuvent les réussir.

Penser positivement signifie ne pas douter, ne pas ouvrir la porte aux pensées importunes et considérer ce que vous envisagez dans le présent comme une réalité de l'avenir. La formulation "je suis" est ainsi préférable à la formulation "je serai".Cela demande une confiance inconditionnelle et une ferme conviction que le projet se réalisera, que la semence germera en temps voulu. Mais cette confiance doit être faite avec patience et décontraction, en s'accordant des pauses créatrices, en veillant au repos nécessaire au développement et à la maturation de la semence.

Cette confiance qui triomphe du doute repose sur le sens que l'on donne à sa vie. Par exemple, pour un bouddhisme mahayana, ce sens est Bodhicitta, le voeu, la pensée positive d'atteindre l'éveil au profit de tous les êtres, et c'est la pratique fondamentale.

3. S'abandonner

Avant de se donner une formule positive et après, il faut s'abandonner, c'est-à-dire se détacher du résultat.

a) La relaxation-intériorisation-concentration

L'intériorisation du Yoga Nidra est une attitude à la fois active et dynamique, concentrée sur l'exercice et le Sankalpa, et une détente profonde. Le cerveau gauche garde un fort dynamisme mais entièrement centré et concentré sur un ici et maintenant guidé. C'est un repos créateur qui permet le détachement et la possibilité pour la pensée positive de toucher les couches profondes de l'inconscient.

b) La formulation de la pensée positive dans cet état intériorisé

Les résolutions sincères de la volonté qui restent au niveau intellectuel du conscient sont insuffisantes et incapables, à elles seules, de faire changer les habitudes indésirables inscrites dans l'inconscient. Aussi la résolution ne doit-elle pas rester à un niveau intellectuel, mais atteindre en profondeur l'inconscient. Pour cela, il faut prendre le chemin qui conduit aux postes avancés de l'inconscience, en mettant en sourdine le vagabondage mental du cerveau gauche par la concentration-relaxation; il entrouvre alors sa porte et il reste à lui parler avec son langage : des pensées chargées d'un fort élan émotionnel.

C'est pourquoi le doute, le manque d'énergie ou son expression mécanique, la tristesse, font échec aux suggestions. Le Sankalpa doit être profondément senti et dit avec ferveur, avec la force de la certitude, avec la sincère conviction que ce que l'on affirme est vrai et qu'il sera efficace. La formulation doit être énergique, courageuse, d'un enthousiasme calme (virya). Cela enlève toute tension et donne naissance à la joie anticipée de la réussite.

Ces pensées positives sont alors une action très puissante. L'état intériorisé produit par le Yoga Nidra induit une très haute réceptivité de l'inconscient à la suggestion consciente qui sera fermement plantée en lui. Alors la force de la volonté de l'être profond agira, en laissant agir son pouvoir inhérent, diriger ses énergies à des fins constructives et mener la résolution à terme. La tendance spontanée des facteurs mentaux inconscients (samskaras), issus de l'ensemble de nos déterminismes passés (karmas), sera alors amenée à travailler pour nous au lieu de travailler contre nous. Une fois bien installé dans les profondeurs de l'être, le Sankalpa rassemble autour de lui les forces immenses du corps subtil pour servir à son mûrissement.

c) L'abandon de la volonté de l'ego

Cet abandon de l'ego est paradoxalement une condition complémentaire de l'élimination du doute.

On ne doit plus se préoccuper de ses désirs et faire confiance à la semence semée par le Sankalpa. Cette pause est incluse dans le Yoga Nidra, entre deux séries de formulation du Sankalpa. On abandonne alors la formule particulière et on consacre toute sa pensée, tous ses sentiments à la représentation de ce qui est parfait, du Tout qui englobe tout et embrasse l'avenir de tous les hommes. On s'aide pour cela de visualisations qui symbolisent l'infini, par exemple en relation avec les quatre éléments : des nuages qui passent, la cime d'un arbre dans le vent; les vagues de l'océan, une pluie torrentielle qui tombe sans fin, un lac transparent; le sable au bord du fleuve, des dunes dans le désert, des montagnes couvertes de neige; une fumée s'élevant de la cheminée d'une vieille maison, un feu brûlant dans l'âtre, une bougie allumée, une nuit criblée d'étoiles, le soleil levant ou couchant... En évoquant de telles images, on demeure conscient d'avoir une destination dans cet infini.

La pensée positive se centre sur le bonheur de tous les êtres alors que la pensée négative se contracte sur un problème momentané et se crispe sur notre ego. Dans le calme mental de la relaxation-méditation, c'est un ressourcement dans le diamant du Soi (de notre nature non duelle de Bouddha) qui revivifie la force tranquille.

d) L'acceptation de la grâce : le non-agir

La pensée positive ne doit pas être attachée à l'objectif. Elle ne peut même être pleinement confiante dans le Soi que par le détachement. Ce n'est pas par hasard si elle est plus efficace quand on est en état de relaxation ou de méditation. Ce n'est pas l'ego qui décide mais le Soi, et il saura si la décision de la volonté est réellement bonne ou mauvaise. Quoi qu'il arrive alors, c'est bien. Cette attitude de détachement est le facteur de la réussite, quelle que soit la forme qu'elle prenne, celle attendue consciemment ou une forme surprenante.

Une équipe de chercheurs avait travaillé des années sans arriver à trouver ce après quoi elle courait et tous étaient découragés. Leur chef, homme d'action à la pensée positive, leur redonna courage en disant : "Ce n'est pas un échec; au contraire, nous avons fait un grand pas en avant sur la voie de la réussite; nous sommes proches de la solution, car au moins nous sommes parfaitement conscients de la manière dont on ne peut pas y arriver !". L'échec est en effet un signe que ce que le moi avait décidé ne convient pas. La pensée positive consiste alors à abandonner cette voie qui se révèle être un impasse, à être heureux de savoir qu'elle ne mène nulle part, à laisser tomber ce rêve égotique, pour consacrer son énergie à un nouvel objectif.

Même un événement pénible, des soucis, une souffrance, peuvent nous être utiles. Ils fournissent une expérience, même involontaire, or toute expérience est précieuse. Toute souffrance peut devenir une base de progrès spirituel par sa transmutation tantrique.

Ce laisser-agir, c'est faire confiance à l'énergie divine ou à l'énergie cosmique en nous. Si on a prié en se remettant dans les mains de Dieu, on est immédiatement apaisé, consolé, libéré, encouragé. On s'est déchargé de son fardeau sur l'ordre cosmique, on a confié ses soucis et ses désirs à la prière et on les a remis à Dieu ou au Bouddha. Le résultat est alors attendu sans stress, avec espoir et joie, dans la tranquillité et le calme. Le chrétien prend alors pour modèle le "Fiat" de la Vierge Marie : "Que votre volonté soit faite" et non la mienne, en faisant confiance à la grâce divine.

Celui qui sait prier est forcément un homme qui pense positivement. Il a l'espérance que tout ce qui est bon pour lui deviendra réalité. Il éprouve l'Absolu et donc l'absolument mieux comme une réalité tangible, même si ce mieux prend une forme non voulue et inattendue au départ.

Cela n'empêche pas de s'engager à fond dans ses projets, mais on en ressort non ébranlé lorsqu'il en résulte autre chose que ce qui avait été escompté. Au lieu de le considérer négativement comme un échec ou un coup manqué, on le voit positivement comme une indication que votre route va dans une autre direction que celle que votre raison vous avait fait croire. Cela permet de rester ouvert à l'attente de ce qui sera bon pour vous et pour tous les êtres. Se crisper sur une étape intermédaire, sur une volonté ou un désir partiel et multiple (Paul Diel), se laisser mener par la perturbation mentale de tels désirs, comme l'exprime le bouddhisme, vouloir absolument obtenir quelque chose de relatif, c'est perdre sa mobilité et la dynamique de sa vie, s'attacher à une attitude intransigeante et à une position secondaire, alors que beaucoup mieux vous attend. Seul le désir essentiel (P. Diel), le sens final de votre vie doit être l'étoile fixe de votre voyage à travers l'Océan du samsara.

Le laisser-agir ou le non-agir (wu-wei) des taoïstes montre ici son efficacité. Il faudrait développer toute la psychologie spiritualiste de l'action détachée que montre la Bhagavad Gita ou les samouraïs Zen comme Musashi.

4. Pratiquer une formule mentale positive

a) Se donner une formule mentale positive

Dans l'hindouisme tantrique la pensée positive s'appelle "Sankalpa", étymologiquement "parole de vérité", que l'on pourrait traduire par "résolution", mais que je préfère laisser en sanskrit. Il prend la forme d'une brève affirmation qui sera répétée mentalement.

Il est nécessaire de se donner une expression verbale correcte de la pensée positive. Sur le plan stratégique, on doit viser beaucoup plus large que le problème traumatisant. Tout d'abord il ne faut pas prendre un sankalpa superficiel, futile, matérialiste et in-signifiant qui a peu d'intérêt pour la réussite du sens de sa vie. On ne peut non plus croire qu'un Sankalpa égotique soit une pensée positive. Par exemple "rendez-moi mon mari" indique une possessivité qui se fiche du bonheur de l'ensemble des êtres. Il peut être avantageusement remplacé par la prière bouddhiste du Metta Soutra : "Que tous les êtres soient heureux", en s'incluant évidemment dans tous les êtres.

Supprimer par exemple le symptôme (la "mauvaise habitude" de fumer) ne fera qu'entraîner le déplacement de l'énergie qui le sous-tend vers un autre symptôme, car il n'est que la soupape de sécurité de tensions psychiques sous- jacentes. C'est comme un matelas pneumatique : si vous appuyez à un endroit, un autre va s'enfler. Sauf exception (symptôme très gênant, impossibilité d'en déterminer la cause, réussite donnant confiance dans la méthode...), on ne doit pas utiliser le sankalpa pour se débarrasser des mauvaises habitudes.

Il est plus constructif de choisir un Sankalpa global, englobant, et de le diriger vers un but positif concernant la vie tout entière, soutenu par une profonde motivation à progresser sur le plan spirituel en se réformant profondément et complètement soi-même, à atteindre un plein épanouissement. Ce but atteint donnera automatiquement la force de surmonter les habitudes indésirables. L'affirmation générale assainira le terrain tout entier. Le chemin qu'il fraye aplanira les difficultés, les obstacles et les symptômes de détail. Visez la forteresse elle-même et non la guérite d'une sentinelle. On ne perd pas de temps en visant haut et juste.

Le Sankalpa doit correspondre à un réel besoin de l'individu qui le choisit. Il doit aussi lui plaire esthétiquement et poétiquement dans les mots qui le composent, le rythme de la phrase...On doit prendre le temps de le choisir. Il peut surgir intuitivement en méditation, mais on doit le vérifier et le mûrir avant de se lancer dans son utilisation quotidienne. La procédure peut être la suivante :

- On peut commencer à noter tout ce que l'on désire, tout ce que l'on souhaite obtenir, les objectifs que l'on veut atteindre.
- Puis on trie ces désirs d'après leur importance et leur caractère englobant, ce qui permet de déterminer le premier objectif à conquérir, soit celui dont l'importance est la plus urgente soit le plus englobant, c'est-à- dire le plus essentiel.
- Il faut ensuite critiquer ce choix et vérifier l'aspect positif de cet objectif par rapport au sens de sa vie, à l'amour universel et à la sagesse. Il serait petit, mesquin et dangereux d'utiliser le pouvoir de la pensée positive comme un gadget, une drogue, ou une arme meurtrière, d'une façon égotique ou magique. Si on veut utiliser cette énergie pour le service de l'ego, elle se tournera par effet boomerang contre nous-mêmes.
- Mettre par écrit ce que l'on peut déjà et ce que l'on a la certitude de pouvoir acquérir.
- Trier une nouvelle fois ce qui sera utile pour atteindre son objectif et qui doit être encore acquis; mettre alors en route par l'action tout ce qui est possible : étude, contacts,

etc. La pensée positive ne doit pas être un moyen de se déculpabiliser de ne pas agir, mais au contraire une aide à l'action.

- Poursuivre concrètement son but en restant attentif à ses intentions.

Le Sankalpa doit être formulé en termes clairs, et bien sûr, positifs : "Je vais vaincre ma peur" renferme une attitude négative et doit être réorienté en "J'ai le courage et la force". "Je n'ai plus mal au dos" devient "Je suis en pleine santé physique et mentale". La formulation au présent "je suis" est préférable à la formulation au futur "je serai", ce qui évite le doute. Voici quelques exemples de Sankalpas : "Je demeure en parfaite santé." "Je deviens chaque jour plus efficace et dynamique." "Je deviens chaque jour plus sobre." "Je suis libéré de la drogue." "Je suis sincère envers moi-même." "Je trouve la vérité." "Je me souviens toujours de Dieu (ou de Bouddha, ou de ma Nature de Bouddha, ou de mon diamant intérieur...)."

Je vous propose de faire maintenant un exercice. Laissez émerger de votre Soi la pensée positive qui vous est adaptée actuellement, et quand vous aurez reconnu (vous n'êtes pas obligé de l'inventer) ou reçu (par écrit ou mentalement) cette phrase, restez quelques minutes en méditation concentré sur elle.

b) La répétition de la pensée positive

Il faut ensuite renouveler la pratique de la pensée positive et répéter quotidiennement son Sankalpa un certain nombre de fois. Il peut être prononcé assis en lotus face à son autel, ce qui peut permettre le maximum d'attention et donc d'efficacité. Mais il peut aussi être répété en voiture, en faisant un travail matériel, en promenade, aux moments où on se sent bien, aux moments où l'on en a besoin. Alors sa récitation reviendra spontanément à la conscience au moment crucial où notre pensée et notre maîtrise peuvent être submergées, au moment d'un accident, au moment de la mort. Il fait tellement partie de notre être profond, qu'il nous guide au-delà de notre volonté consciente du moment.

Cependant le Sankalpa ou le mantra est d'autant plus efficace qu'il est dit consciemment, avec vigilance, en agissant sur les couches les plus profondes de l'inconscient, c'est-à-dire dans une concentration profonde en méditation, au début et à la fin de la séance de Yoga Nidra, quand on sombre dans le sommeil ou quand on émerge (les traditionnelles prières du matin et du soir en Occident). Sa répétition continue, même distraite, a un effet énergétique.

On ne doit pas changer une lettre à sa formulation une fois celle-ci établie. Si on change sans cesse de Sankalpa, il n'a aucune chance de réussir, car c'est par la persistance de la répétition, de la régularité et de la patience qu'il réussit. Il demande, comme une graine, du temps pour germer et croître, sans transplantation abusive. Selon la portée du Sankalpa, cela peut prendre des semaines ou des années permettant un remaniement profond des structures de la personnalité. On ne peut changer de Sankalpa qu'une fois obtenu l'effet recherché, qu'une fois qu'il s'est consolidé dans la vie quotidienne. Un Sankalpa global et de longue haleine, lié au sens de la vie, mérite particulièrement notre patience, car il donne la direction juste et, sur le chemin qu'il fraye, il écarte bien des difficultés et des obstacles de détail. Cependant si on s'aperçoit que le Sankalpa ne correspond pas à notre désir profond, on peut le changer et en prendre un plus définitif.

c) La prière est une pensée positive

La prière est un forme particulièrement efficace de pensée positive et elle a la force créatrice de produire ses objectifs. Le croyant pourra l'adresser à Dieu. Puisse-t-il ne pas projeter ses pensées sur un vieillard à barbe blanche et reconnaître que Dieu est en lui ! Il ne faut pas réduire la prière, de façon théiste, à un dialogue avec un dieu. On peut appeler prière tout voeu que l'on peut dire pieux...

La répétition nous met périodiquement dans la dimension verticale. C'est le cycle rituel annuel de chaque religion ou le cycle quotidien de la vie d'un monastère. Ce sont les 5 prières quotidiennes des musulmans ou les pratiques quotidiennes des bouddhistes qui ont reçu des initiations tantriques. C'est la répétition quotidienne des mantras sans ou avec les chapelets que connaissent les hindouistes, les bouddhistes, les chrétiens et les musulmans...

Voici quelques adaptations de "prières" fondamentales ou Sankalpas du bouddhisme tibétain, que vous pouvez faire vôtres si vous les sentez bonnes pour vous, sans avoir besoin de vous dire bouddhiste pour cela. Elles sont universelles.

"Je prends une direction sûre." "Ma vie a un sens merveilleux." "Je porte la lumière qui brille de plus en plus." "J'agis de plus en plus avec amour pour le bien de tous les êtres." "Rempli de lumière, je suis pleinement bénéfique à tous les êtres." La formule de la pensée positive est une sorte de mantra. Le mantra est même le type de pensée positive le plus puissant. La parole positive des mantras est productrice d'énergie positive par :

- l'énergie du son prononcé ou mental (forme de l'énergie entrant en contact avec le corps subtil),
- l'énergie de la divinité ou du Bouddha, archétype de notre Soi et de notre nature profonde de Bouddha,
- l'énergie du sens (pensée positive ou Sankalpa), la vibration du mantra aide à se libérer des pressions du moi et à se frayer un accès au Soi. Il constitue une oscillation harmonisante (comme en musique Karl Orff dans *Carmina Burana*, Ravel dans le *Boléro*, Bach, ou la musique New Age). Le mantra est un canal de l'énergie cosmique ou du Dharmakaya.

Le tantrisme hindouiste et bouddhiste possède des milliers de mantras. Au lieu de nombreux mantras spécialisés, j'ai tendance à préférer, comme il est conseillé dans le Yoga Nidra, un mantra et un seul, englobant et résumant tous les autres. Parmi les mantras classiques, je transmets directement au lecteur qui le souhaite, sans qu'il soit nécessairement bouddhiste pour cela et sans qu'une initiation soit indispensable, le mantra humble, celui que tout le monde connaît, écrit sur les pierres et les T-shirts, qui est la synthèse de la voie bouddhiste : OM MANI PADME HUM Ce mantra, en sanskrit, est le mantra d'Avolokiteshvara (Tchenrezig), bodhisattva de la compassion dont Sa Sainteté le Dalaï Lama est l'incarnation. Om et Hum sont des syllabes intraduisibles et dont un livre entier n'épuiserait pas le sens; mani, c'est le joyau, notre diamant intérieur de sagesse, et padme est le lotus, symbole de l'amour universel, de la compassion. Amour-sagesse, voici les deux jambes de la voie spirituelle comme de l'état de l'éveil.

Certaines prières longues sont de parfaits exemples de pensée positive, comme par exemple le soutra de l'amour universel (metta soutra) (cf l'Amour Transpersonnel).

d) L'expression positive non verbale

L'image doit être liée à la pensée positive. Il est fort utile de se visualiser ayant atteint son objectif, de s'en faire une image, de se réjouir d'avoir atteint le but et de vivre la situation accomplie. L'image plus que les mots, par sa logique analogique et la force de ses symboles, agit plus directement sur l'inconscient que les mots.

Les méditations de visualisation donnent à la concentration un support positif non verbal. Certaines peuvent être utilisées en dehors d'une voie religieuse, d'autres adaptées pour tous d'une voie religieuse, et d'autres enfin réservées aux fidèles d'une religion.

On trouve les classes suivantes : - concentration sur un objet sonore ou visuel (figure géométrique, couleur, mandala...),

- concentration sur une image mentale sonore ou visuelle,

- actions faites en imagination (amour universel...), - méditation tantrique d'identification à sa divinité Yidam (en particulier en s'endormant), donnant l'orgueil divin,

- concentration sur un être éveillé (Bouddha, Gourou), sur les attributs divins (Islam)... A force de visualiser, on voit réellement; ce qui est au début un excercice imaginé devient une expérience spontanée vécue en profondeur. A force de se concentrer sur l'absolu (les qualités d'un Bouddha), on finit par incorporer ces qualités.

5. Faire croître ses capacités d'amour universel

La confiance en la pensée positive doit s'exprimer d'abord par rapport à soi en s'estimant et en s'aimant (le "je suis OK" de l'analyse transactionnelle).

La confiance doit aussi s'exprimer par rapport aux autres, en les estimant et en les aimant ("Tu es OK; ils sont OK"). Il ne peut y avoir de pensée positive sans amour. Celui qui s'efforce en permanence d'être positif répond autour de lui des énergies d'amour. Pour aider celui qui voit tout de façon négative, il nous faut, comme le dit Muktananda, lui donner notre amour en l'approchant par le coeur. Cela correspond au programme de Teilhard de Chardin : "Se centrer sur soi, se décentrer sur autrui, se surcentrer sur plus grand que soi".

1° Se centrer sur soi et s'aimer. L'approche de Simonton et celle de l'analyse transactionnelle ne réalisent pas cette centration à travers une méthode de visualisation, mais en se donnant des "caresses" (au sens de l'AT) à soi-même par des pensées conscientes et des actes volontaires. Le cancer, par exemple, attaque de préférence les personnes très dévouées à leur entourage et s'oubliant trop elles-mêmes.

Cette attitude permet de revenir au juste milieu enseigné par Jésus : "Tu aimeras ton prochain comme toi-même". On ne peut donc aimer totalement l'autre que si on s'aime totalement soi-même. Le reiki, travaillant sur l'énergie cosmique qui est amour, met aussi l'accent sur l'amour universel qui inclut forcément l'amour de soi-même.

2° Se décentrer dans l'amour universel des autres. Cette étape de décentration sur autrui ne peut survenir que lorsque la centration sur soi-même est solide. Des visualisations d'origine bouddhiste sont particulièrement efficaces et adaptées à tous quelles que soient leur foi et leur idéologie :

- l'amour bienveillant;
- la compassion : se considérant heureux par rapport aux malheurs des autres, prendre sur soi sans souffrir les souffrances des autres, et rayonner de bonheur.
- le don (offrande du mandala, etc...). Cela permet de dépasser la vision égotique, source de souffrance pour soi et les autres.

3° Se surcentrer en dépassant la dualité moi/l'autre, moi/cosmos. Là encore des exercices issus de méditations bouddhistes sont de grand secours :

- l'équanimité permet de dépasser l'ego par la non-dualité avec les personnes amies, ennemies et indifférentes. Ceci peut être pratiqué par tous.
- Par contre, les pratiques tantriques de dévotion à une divinité extérieure (premier et second niveau de tantra) ou d'identification à une divinité, voie dévotionnelle à l'orgueil divin et à la saisie de notre nature de Bouddha non duelle, exigent des initiations de la 4ème classe de tantra qui

ne peuvent être que l'aboutissement d'une démarche d'évolution psychologique et spirituelle.

Je ne peux développer ici les méditations de visualisation et les prières des quatre formes d'amour universel que j'ai décrites dans le livre *L'amour transpersonnel* (Editions Trismégiste).

6. DIMINUER MENTALEMENT LA DOULEUR PHYSIQUE

A. Connaître le mécanisme psychologique de la douleur

Après avoir distingué les différents types de douleur (1), nous étudierons le rôle fonctionnel de la douleur par notre responsabilité vis-à-vis de notre douleur (2), la nature physio-psychologique de la douleur (3) et le rôle de signal d'alarme de la douleur (4). Nous envisagerons ensuite le réflexe égotique de résistance à la douleur (5) et les conséquences douloureuses de la résistance à la douleur (6).

1. Les types de douleur

On peut mieux supporter la souffrance lorsqu'on en comprend ses causes et son sens. Il est donc nécessaire de bien comprendre la nature de la souffrance. Le bouddhisme en a fait une analyse précise et différencie quatre types de souffrance ordinaire. Les trois premiers concernent une souffrance directe où la douleur est immédiatement expérimentée.

a) La souffrance physique directe

Ce sont la douleur et la peine physiques, les sensations pénibles, désagréables, déplaisantes, produites par un contact physique, la faim, la soif, la maladie, etc... C'est la douleur concrète ordinaire, la souffrance physique intrinsèque.

b) La souffrance mentale directe
C'est une sensation pénible, désagréable ou déplaisante, produite par un contact mental avec des émotions générées par une infortune ou une peine : la nervosité, l'irritabilité, la frustration, les désirs conflictuels, le chagrin, les tourments, les lamentations, les gémissements et les plaintes, les pleurs, la désolation, le désespoir,la détresse...

c) La souffrance de la souffrance
A la souffrance physique ou mentale directement expérimentée, on ajoute une souffrance mentale qui nous fait nous torturer nous-mêmes (peur de la mort, peurs diverses). La souffrance directe suffit bien, n'en rajoutons pas...

d) La souffrance indirecte
C'est la souffrance contenue en germe dans l'état présent; ainsi les plaisirs sensoriels portent en eux les germes de douleur qui leur succéderont.

e) Les souffrances subtiles
Au-delà de cette souffrance ordinaire, le bouddhisme analyse deux types de souffrances plus subtiles que je ne ferai que citer : la souffrance causée par le changement, et la souffrance omniprésente ou inhérente à l'existence conditionnée.

2. *Notre responsabilité vis-à-vis de notre douleur*

a) Les causes de la douleur
Beaucoup de nos douleurs viennent d'une mauvaise hygiène de vie : alimentation excessive et artificielle au régime mal équilibré, intoxiquants (alcool, tabac...), manque ou excès d'exercice physique, manque de sommeil, conditions écologiques polluées des villes modernes, stress du métro-boulot-dodo, émotions néga-

tives non résolues (soucis, colères rentrées, frustrations...), ennui, absence de sens à la vie...

Plus profondément, comprenons que tout ce qui vient à nous n'est pas extérieur à nous, mais qu'il s'agit d'une souffrance et d'une confusion engendrées par des attachements persistants. On rejoint les notions de karma et de synchronicité.

La bonne volonté d'oeuvrer avec ce qui nous est donné dans une profonde soumission n'est pas une défaite, mais au contraire une victoire. Elle permet de lâcher prise à la fausse vue de considérer celui qui vit la douleur comme une victime. On peut alors ménager un espace à la douleur sans se prendre pour une pauvre victime souffrante qui cherche à se réfugier hors d'atteinte du mal. En analysant notre résistance à la douleur et à la vie, on va au-delà de l'image du moi torturé d'une victime perdante.

b) Le ressenti de la douleur

Toute douleur est réelle. Mais elle est rarement aussi insupportable que les gens le croient. Face au même symptôme physique, la douleur ressentie sera extrêmement variable d'une personne à l'autre sans que l'on sache trop pourquoi. Face à une tumeur semblable, un patient ressent une douleur insupportable alors que l'autre ne la ressent pas. A des moments différents, une personne peut souffrir ou ne pas souffrir. Par exemple, elle peut ne pas souffrir au réveil jusqu'au moment où elle se souvient soudainement qu'elle est malade et qu'elle ne peut pas fonctionner comme d'habitude. Cela prouve qu'une attitude négative de la personne contribue à sa douleur. Elle devrait au contraire se voir pleine de force.

Ayant pris conscience que nos attentes influencent la douleur, nous sommes capables de les modifier et de traiter ainsi notre douleur, en particulier avec des méthodes de visualisation renforçant une attente positive.

3. Nature physio-psychologique de la douleur

a) Le double aspect physico-mental de la douleur

Toute douleur a une double dimension physique et mentale dans des proportions variables. La douleur physique parle d'un problème psychologique, et la douleur mentale se cristallise dans le corps. En observant l'apparition de la douleur, on peut constater que le moment où elle surgit est psychologiquement signifiant : relation avec telle personne sur tel sujet, moment d'effectuer telle action...

La composante émotionnelle de la douleur peut également devenir apparente grâce au rêve endormi, lorsque que l'on est réveillé par une douleur intense. L'inconscient tend à traiter les choses désagréables pendant le sommeil, et l'angoisse peut être si forte que la douleur physique en résulte. Se souvenir et analyser ces cauchemars permet alors d'en comprendre le sens.

b) La douleur de conversion des émotions refoulées

On refoule ses sentiments parce que l'on pense qu'ils sont trop douloureux à affronter. Cette souffrance mentale refoulée se convertit en douleur physique. L'émotion refoulée peut être une perte importante, le deuil non digéré d'un enfant ou d'un conjoint, le deuil de ses sentiments envers sa mère, le deuil de son attachement à un comportement cristallisé dans l'enfance, un conflit actuel que l'on ne veut pas voir... La douleur peut même être un divertissement de masque, donnant une excuse pour éviter de regarder les conflits actuels de sa vie émotionnellement éprouvants.

La douleur physique remplace alors inconsciemment la douleur émotionnelle ou affective et c'est un grand bénéfice apparent immédiat pour la personne, car la douleur physique est souvent plus supportable.

Quand le problème émotionnel augmente, la douleur corporelle augmente. Mais inversement, si la personne "craque" en pleurant et en exprimant son émotion douloureuse, la souffrance physique commence à diminuer. Il faut avoir la force et le courage d'affronter ces émotions pénibles pour s'en débarrasser, et avec elles de la douleur.

c) Les avantages externes de la douleur

La maladie, justifiée par la douleur, peut offrir de nombreux bénéfices ou récompenses externes secondaires : être déculpabilisé par rapport à des responsabilités professionnelles ou familiales au-dessus de ses forces actuelles, se faire plaindre et se faire dorloter, recevoir de l'argent sans travailler, ne plus avoir à faire ses preuves, reconnaître sa propre importance, réaliser le vrai sens de sa vie, etc.

La douleur peut servir de justification en rappelant la maladie ouvertement à tout le monde. Le malade influence ainsi les autres et leur comportement vis- à-vis de lui. Aussi faut-il se demander : "Pourquoi ai-je besoin de cette douleur ? A quoi sert-elle ? Qu'est-ce qu'elle me permet de faire ou de ne pas faire ? Qu'est-ce que j'en tire ?"

L'analyse de ces bénéfices inconscients tient une place importante dans la stratégie de guérison de Simonton.

4. *Rôle de signal d'alarme de la douleur*

a) La douleur-messager

La douleur a un rôle très important pour le fonctionnement de notre corps. C'est le messager indispensable qui nous signale le danger. Le corps est un excellent appareil de biofeedback qui nous signale s'il y a quelque chose d'anormal. La douleur, comme la maladie, est le symptôme que quelque chose ne va pas. La douleur est à la fois un système d'alarme et un mécanisme de protection permettant à l'individu de défendre l'intégrité de son corps. Les signaux de la douleur ne sont pas toujours immédiatement compréhensibles, mais ils ont toujours le mérite d'exister et de permettre à l'individu de mobiliser ses défenses. Nous devons donc rechercher et trouver la signification de la douleur présente, déchiffrer son message :

- par rapport à nos problèmes psychologiques (refoulement, conversion...)
- par rapport à nos dysfonctionnements physiologiques.

La douleur est ainsi un guide que nous devons écouter pour trouver ce dont nous avons besoin. Aussi faut-il, après avoir entendu le message qu'elle a la bonté de nous donner, l'écouter et le respecter.

Avec un peu de pratique et d'expérimentation, on peut même arriver à faire ce qu'il faut avant que le symptôme de la douleur ne sonne. C'est ainsi qu'une femme d'affaires cancéreuse s'est aperçue qu'après tout traitement chimiothérapeutique elle devait rester au lit trois jours en se faisant plaisir (et en recevant l'aide de son entourage familial), après quoi elle pouvait de nouveau travailler sans souffrance et sans réactions secondaires déplaisantes. Ne souffrant plus au bout d'un jour, elle a cru que le délai était suffisant, mais la douleur lui a bien fait comprendre que c'est de trois jours de repos que son corps voulait.

Comprendre le message de la douleur nous permet de prendre la décision adéquate, de nous lancer dans une nouvelle voie, et entraîne la disparition de la douleur, puisqu'elle a été comprise et que le message n'a plus lieu d'être.

En nous engageant dans ce qui nous plaît réellement, dans ce qui correspond au sens de notre vie, en appréciant davantage la vie et en améliorant sa qualité, en suivant notre instinct de vie, nous gagnons en santé et réduisons la douleur; l'instinct de mort est partiellement vaincu.

Mais si nous n'écoutons pas le message, il continuera à nous mettre en garde, et les symptômes douloureux persisteront.

La douleur n'agit donc pas comme un adversaire, mais comme un allié. Acceptons cet allié si utile, bien qu'empêcheur de tourner en rond.

b) Les fluctuations de la douleur

Il y a une fluctuation continuelle de la douleur. Tout est impermanent et la douleur aussi : il n'existe pas de douleur constante; son niveau fluctue sans arrêt. Cette fluctuation de la douleur va jusqu'à sa disparition : 90 % des douleurs cessent d'elles-mêmes !...

La douleur seuil, ou douleur liminale, est notre signal personnel d'alerte qu'il est particulièrement important de bien comprendre. C'est une douleur révélatrice qui se déclenche quand notre tension ou notre fatigue atteint un certain seuil. Elle peut prendre la forme d'une migraine, d'une contraction au bas de l'abdomen, d'une courbature du dos, de crampes, de douleurs articulaires... Si on a appris à établir un lien entre cette douleur-seuil d'avertissement et sa cause, on s'arrange, sans paniquer, pour se soulager du stress ou de la tension. Ce n'est que si la douleur persiste, ce qui est rare, que l'on consulte le médecin.

c) La douleur est un don que n'ont pas les lépreux

Ne pas ressentir le message de la douleur est un grand danger. L'étude des lépreux par le Dr Paul Brand va nous le démontrer. La lèpre est une maladie causée par un bacille qui produit des tubercules de la taille d'un petit pois à celle d'une olive, sur le nez, les mains et les pieds. Il n'y a aucune différence entre ces tissus des lépreux et les tissus sains. La maladie s'aggravant, le nez, les doigts et les orteils semblent se putréfier et disparaître sans que pourtant on trouve trace de leur chute !... Les lépreux deviennent, d'autre part, aveugles à la suite, le plus souvent, d'une cataracte.

Du poste d'observation de son hôpital en Inde, le Dr Brand se transforme en Sherlock Holmes sur la trace des voleurs. Et il constate que les doigts disparaissent la nuit durant le sommeil, mangés par les rats, sans que le malade s'en trouve réveillé !... Le bacille tue, en effet, les terminaisons nerveuses et il en résulte une insensibilité à la douleur; le sens du toucher en outre est considérablement amoindri.

Il constate également la force de la poigne des lépreux qui font des pressions dangereuses, s'entaillant la chair jusqu'à l'os en faisant tourner une clé récalcitrante, ou se brisant même les os des doigts. Dépourvus du mécanisme de la douleur, ils ne reçoivent pas de signal de faire cesser la pression à temps pour éviter des lésions. De même, l'oeil n'est plus sensible aux multiples poussières qu'il reçoit et les paupières n'ont pas le réflexe de se fermer pour le lubrifier et le nettoyer.

Pour contourner ces inconvénients de l'absence de douleur, il a mis au point des prothèses (gants et chaussures) et des interventions chirurgicales; il branche les doigts sur les nerfs du bras, et les paupières sur le nerf de la mâchoire, de façon qu'elles s'ouvrent et se ferment quand le lépreux parle ou mange. Une éducation est ensuite nécessaire pour apprendre à relier psychologiquement ces organes avec leurs nouvelles commandes nerveuses.

Le Dr Brand redonnerait, s'il en avait le pouvoir, le don de la douleur aux lépreux qui en sont dépourvus, pour leur plus grand bien.

5. *Le réflexe égotique de résistance à la douleur*

a) La peur de la douleur

1° L'aversion de la douleur

On a l'habitude de considérer la douleur de façon dualiste, comme une tragédie. La douleur est à bannir comme si c'était le mal absolu. Toute notre éducation nous conditionne à avoir peur de la douleur. Beaucoup de gens disent ne pas avoir peur de la mort, mais par contre avoir peur de la douleur qui conduit à la mort, ce qui leur fait souhaiter une mort brutale (crise cardiaque...) et inconsciente. Nous vivons dans la société de la pilule, programmée pour masquer la douleur; nous sommes habitués à éviter la souffrance à tout prix. Nous avons peur, horreur, de tout ce qui est désagréable. Nous accueillons chaque perception à travers le filtre de notre ego, une toute petite partie de notre être qui aime ou n'aime pas, écartant tout ce qui nous paraît désagréable : douleurs physiques depuis le simple inconfort et douleurs mentales (peur, colère, ennui, agitation, doute de soi...).

Le moindre symptôme, ignoré de la plupart des gens, prend une nouvelle signification accentuée et amplifiée quand on a reçu un diagnostic de cancer. Tout malaise reçoit une grande attention par peur que ce soit le signe d'une rechute ou d'une métastase dans une autre partie du corps. Les sociétés techniques contemporaines sont des sociétés d'hypocondriaques pour lesquelles le moindre mal prend les proportions d'une dure épreuve. Nous sommes des analphabètes ignorant tout ce qui touche à la douleur.

2° La résistance à la douleur. On a habituellement le réflexe de se refermer sur la douleur lorsqu'elle se fait sentir. Or, la douleur est surtout une résistance, une contraction mentale qui se réfléchit et se fait sentir dans le corps. C'est une crampe, une tétanisation mentale, et plus on serre (les fesses...), plus cela fait mal. L'attachement à nos choix, à nos jugements, à nos vieux désirs, à notre ignorance, à nos colères, nous cause davantage de souffrance que le feu qui dévore nos chairs.

La fuite est un mécanisme de survie dans le monde animal, assurant la sécurité. Il est bon de ne pas choisir la souffrance, pour conserver son intégrité et sa vie. Mais fuir la douleur n'a jamais permis de la dépasser. Cela fait oublier des éléments plus essentiels de la vie, et on tombe de Charybde en Scylla. Résister à la douleur, c'est refuser la mort qui nous angoisse, et c'est donc refuser la Vie dans son unité avec la mort et dans sa totalité de joies et de peines. La résistance à la douleur est une résistance à la Vie.

b) L'identification au corps

On a été tellement conditionné à nous prendre pour notre corps, à nous identifier à lui, et on a absorbé tant d'angoisse de notre environnement que, lorsque la douleur surgit, elle capte la totalité de notre attention et ne laisse la place à rien d'autre; elle devient une urgence à traiter le plus vite possible. Comme tout état de résistance, la douleur est fortifiée par notre identification à notre corps et à notre moi, par nos tentatives de protéger ce moi imaginaire, avec un sentiment d'urgence.

L'attachement à ce qui cause la souffrance peut s'accroître au fur et à mesure que je souhaite sa disparition. Plus on s'identifie à l'idée d'être un corps en souffrance, plus les douleurs s'intensifient. Un nouveau-né pourrait être opéré presque sans anesthésie, non pas qu'il ne ressente pas les sensations, mais parce qu'il ne s'y accroche pas aussi rapidement qu'un adulte, car il s'identifie très peu à son corps et refuse peu la douleur. Le seuil de la douleur semble baisser avec l'âge.

6. Les conséquences douloureuses de la résistance à la douleur

a) Les mécanismes de défense nuisibles

1° Contrôle mental et confusion mentale.

Vouloir contrôler notre vie, c'est-à-dire vouloir que notre ego contrôle notre vie, est cause de souffrance. Or, notre mental technocratique occidental est conditionné à tout contrôler, à son grand scandale lorsqu'il n'y arrive pas. La peur de la douleur nous rappelle que nous avons atteint nos limites et que nous approchons d'un territoire inexploré et dangereux. Elle nous rend rigide. Elle obstrue notre mental et nous fait agir d'une manière compulsive.

Tant que l'on s'attache au point de vue que la douleur est inacceptable ou injuste, notre vie n'est que confusion : tout ce qui était important avant la maladie perd son sens. Par ailleurs, l'aversion de la douleur durcit le coeur et nous rend tendu et isolé.

2° On se rend prisonnier de la douleur en essayant de la fuir.

Chaque tentative de contrôle égotique de notre vie ajoute un barreau à la cage où nous nous emprisonnons, la cage de notre identification à notre souffrance, comme si c'était l'intégralité de notre être.

On est emprisonné par les douleurs de toute une vie, douleurs physiques et mentales que nous avons refusé d'affronter, que l'on a systématiquement écartées, devant lesquelles on a fui, sans jamais leur faire face. Ce karma, ces empreintes accumulées, ont une force de résistance, d'inertie, d'immobilisation, d'emprisonnement, considérable. Ces désagréments refoulés ont tenu le rôle de geôlier, de maton. On s'enferme aussi dans la douleur avec les éternelles questions : "D'où vient-elle ?" et "Jusqu'à temps va-t-elle durer ?". Cet interrogatoire continuel encourage la propension subtile à être ailleurs et ne fait qu'enliser dans une forme d'angoisse qui amène la douleur à se fixer. On est alors prisonnier du passé et de l'avenir et on n'existe pas dans le moment présent, ce qui seul permettrait de réduire la douleur ici et maintenant.

Un accidenté devenant handicapé passe par les phases du processus du deuil de soi-même (dénégation, marchandage, colère, dépression) avant d'atteindre l'acceptation. Cette acceptation est une libération. Au lieu de s'identifier à son handicap et de se réduire à cet aspect de son être, il l'accepte et en tient compte mais se voit beaucoup plus large que ce handicap. Il se traite et veut qu'on le traite comme une personne humaine libre et totale.

b) L'intensification de la douleur

Notre peur et notre résistance envers la douleur ne font que stimuler la douleur existante et amplifier son effet. L'aversion de la douleur devient infernale, renforçant et intensifiant son malaise. Plus on résiste, plus la douleur se fait violente; plus on cherche à se cacher soi-même de la douleur, plus le mental panique et souffre. Nourrir des pensées autour du mal ou du cancer intensifie la résistance et accroît la portée de la douleur, en amenant à vivre la réalité dans un état d'urgence. C'est comme si on saisissait un charbon ardent : plus on serre la main, plus la brûlure est profonde. La peur de la douleur crée par anticipation la douleur. Ainsi certains malades ont des nausées en allant en chimiothérapie : l'anticipation paniquée de leur traitement provoque le développement des symptômes qui ne devraient commencer qu'après.

B. Dépasser la douleur

1. Un droit fondamental de l'homme : diminuer la douleur

Ne pas subir la torture de la douleur physique, si on a des moyens de l'empêcher, fait partie des droits de l'homme. Et pourtant, cette évidence n'en est pas toujours une dans les institutions actuelles, qu'elles soient médicales, religieuses ou judiciaires. Le corps médical est trop occupé technocratiquement à réparer la machine humaine et à lui permettre de rester en vie pour s'arrêter à ce détail si subjectif de la douleur. Il est inadmissible que l'on laisse souffrir des malades alors que l'on dispose des moyens d'enrayer cette souffrance. Ce droit à ne pas souffrir est une grande conquête des soins palliatifs, mais combien de médecins acceptent de donner des doses de morphine minimum bien calculées aux malades chroniques ? Combien d'intégristes de toutes les religions révélées trouvent normal de souffrir par où on a, soi-disant, péché, des maladies vénériennes au sida !... Le système judiciaire dans les pays les plus démocratiques affiche un rejet de la douleur physique dans les centres qui restent "pénitentiaires", mais les soins médicaux y restent insuffisants, et pour des raisons budgétaires, bureaucratiques ou de sécurité, on laisse souffrir les détenus de terribles maux de dents pendant plusieurs semaines avant d'obtenir l'assistance d'un dentiste; ils sont aussi à la merci d'une crise dans l'isolement des douze heures de nuit sans possibilité d'appeler à l'aide.

Ce n'est qu'en éliminant les causes de la maladie que l'on peut réellement éliminer la douleur physique. Mais dans cette attente, ou cet espoir, on dispose de cinq stratégies complémentaires face à la douleur : la bâillonner, la fuir, l'expulser, dialoguer avec elle et enfin la transmuter.

2. *Bâillonner la douleur : les analgésiques*

C'est se boucher les oreilles pour ne pas entendre le cri de la douleur, en utilisant des analgésiques. Les analgésiques ne soignent pas, mais masquent seulement la douleur. Ils permettent, face à une douleur insupportable ou insupportée, de faire une halte et de reprendre des forces. Mais le problème de la maladie n'en est nullement résolu et il n'y a aucune amélioration de l'état en cause.

Supprimer la douleur sans se préoccuper de sa cause profonde peut coûter très cher au corps. Un joueur de football qui a un muscle déchiré aurait besoin d'un long repos. Mais la proximité de la compétition internationale lui fait donner par son entraîneur une forte dose d'analgésique. La douleur disparaît aussitôt. Le joueur reprend sa place et remporte un magnifique succès. Mais c'est son dernier, car en lançant le ballon à toute volée, il n'a fait qu'aggraver sa lésion.

Si la prise d'analgésique est continuelle (toxicomanie médicamenteuse de nombreuses personnes dans la vie active), la douleur ne peut plus jouer son rôle de messager : le mécanisme du corps avertissant le cerveau est paralysé et cela devient très dangereux, comme pour les lépreux. Des millions de gens sont ainsi en train de devenir des infirmes psychologiques et des malades chroniques.

L'utilisation des merveilleuses découvertes des analgésiques est cependant à utiliser quand il n'y a pas d'autre moyen moins intoxiquant de supprimer la douleur.

Cependant, il est indispensable de limiter les analgésiques, méthode souvent mal gérée (le rocher pour écraser la mouche) ou de facilité et qui devrait rester le dernier recours. On peut faire reculer les limites de la douleur en diminuant ses doses d'analgésiques et de calmants, et étendre les limites de sa capacité à maintenir la clarté d'esprit dans l'expérience de la douleur, sans souffrir plus qu'avant. Les doses administrées pour supprimer la douleur peuvent parfois, en réalité, ne faire que la prolonger en nous empêchant de travailler sur elle.

3. *Fuir la douleur : les distractions*

Il s'agit d'amener la conscience hors du champ de l'expérience douloureuse par divers moyens de distraction.

Cela peut être tout simplement la télévision avec son effet hypnotique polluant à la maison, dans les chambres d'hôpital, dans les cellules des détenus où elle a fait baisser le taux de suicide tout en participant au lavage de cerveau.

Cela peut être, de façon plus active, faire ce que l'on aime faire. Une activité jugée agréable par le malade diminue la douleur. Un patient avait tellement mal qu'il pouvait à peine marcher; il est pourtant arrivé, à sa grande surprise, à marcher cinq cents mètres jusqu'à la rivière pour pêcher, ce qui lui faisait très plaisir, et il n'a pas eu mal à son retour. En s'engageant dans une activité agréable ou gratifiante lorsqu'ils ont mal, des patients ont trouvé qu'ils pouvaient alléger ou même éliminer douleur et détresse. Il faut que le malade se permette de faire ce qu'il aimait avant et dont il s'était privé parce qu'il ne croyait plus que c'était possible, comme s'il se punissait d'avoir mal : prendre de l'exercice, jouer au tennis...

On peut aussi visualiser ce qui donne du plaisir. La visualisation de scènes plaisantes remplace, par l'imagerie mentale, l'action de faire ces activités plaisantes si on ne peut les faire généralement ou à ce moment. Cela peut être de demander à son corps de faire quelque chose pour nous, de voir des endorphines bêta fabriquées par le cerveau faisant disparaître la douleur, d'utiliser un tapis volant pour aller où l'on veut, de rire...

Si ces occupations ne sont pas faites seulement dans un but de distraire de la douleur, mais avec le sens positif de se réaliser, elles donnent une base pour aborder les autres niveaux ci-dessous d'approche de la douleur.

4. Expulser la douleur

a) Visualisations pour mettre fin à la douleur

Le Dr Epstein propose de nombreux exercices spécifiques à un type de douleur, ou généraux, comme "Le voyage indolore", "L'Oiseau bienveillant", "La Fusée de l'espace", "A travers la loupe"... Voici à titre d'exemple cette dernière : "Regardez votre douleur sous tous les angles avec une loupe, puis effacez-la en la poussant vers la gauche. Brisez la douleur. Imaginez-vous pourvu de mains fortes et robustes qui attrapent la douleur et la jettent au loin."

b) Représentation symbolique de la douleur et de sa transformation

Simonton fait visualiser l'extraction d'un disque noir de l'endroit douloureux, qui est placé à l'extérieur du corps où il devient blanc, puis il est replacé à sa place dans le corps.

Voici une procédure plus détaillée : se relaxer; renforcer sa conviction que l'on est responsable et que l'on peut agir sur ses processus corporels; se centrer sur la douleur; imaginer clairement sa couleur, sa forme, sa taille, sa texture, son odeur, son goût; projeter mentalement cette forme colorée dans l'espace devant soi; maîtriser la taille de cette forme colorée qui représente la douleur en l'augmentant et la diminuant à volonté, puis la laisser prendre la taille qu'elle veut; maîtriser de même sa couleur; faire diminuer la taille de la forme douleur jusqu'à ce qu'elle disparaisse; constater si la douleur diminue et disparaît en même temps; reprendre cette forme colorée et la remettre en place, en soi, où elle était au début; noter si la douleur a diminué ou non; ouvrir les yeux et reprendre ses activités habituelles.

c) Limites de cette approche

Ces techniques d'expulsion-rejet de la douleur, prônées par Simonton et Epstein, comme celles de distraction, sont jugées inférieures et nuisibles par Lévine. Etant basées sur le refus de la douleur, elles entretiennent subtilement la résistance à cette douleur et contribuent ainsi à amplifier la souffrance. Le rejet de la douleur intensifie sensiblement notre besoin de contrôle et notre angoisse de mort. Au lieu de faire de la boxe avec la douleur, avec de sérieux risques de rester sur le tapis, il vaut mieux choisir le judo...

5. Maîtriser la douleur

Par une gymnastique de tolérance à la douleur, on peut faire reculer les limites de la douleur physique, de nos déceptions, de nos peurs de moindre importance, jouer avec les tergiversations de notre mental, avec les crispations de notre coeur, au fur et à mesure de leur apparition et de leur développemennt quotidien; ainsi nous nous préparons à pouvoir supporter des douleurs futures plus intenses. En jouant avec les limites de notre souffrance, nous développons la bonne volonté de ne pas réagir à la vie de manière compulsive, mais de nous orienter dans son mouvement avec un esprit de compréhension et de compassion, qui nous ouvre pleinement à chaque moment. Les formations initiatiques (de l'Afrique noire aux Indiens d'Amérique), religieuses, sportives ou guerrières, sont des entraînements physiques, psychiques et spirituels à éloigner la perte de la maîtrise de soi par la douleur et à élargir notre gamme de comportements et notre liberté.

6. Dialoguer avec la douleur

a) Se relaxer diminue la sensation de douleur

Il est difficile de se concentrer mentalement quand on souffre. Une technique simple consiste alors à compter de 1 à 10 ses inspirations successives, puis à repartir à 1. Cela aide le mental à se stabiliser et à apaiser l'angoisse.

La relaxation a un aspect corporel et un aspect mental. Je me base sur le Yoga Nidra ou yoga du sommeil du tantrisme hindouiste, dont sont issues directement ou non toutes les méthodes de relaxation dites occidentales (Jacobson, training autogène de Schultz, sophrologie de Caycedo). Certains thérapeutes modernes, comme Lévine, inspirés par des méditations tibétaines, ont mis au point des méthodes de relaxation profonde pour diminuer la douleur (cf "Qui meurt ?").

b) Admettre l'existence de la douleur

Permettre à la douleur d'exister et prendre contact avec elle. On peut trouver dans le terme "peine" un synonyme de la douleur. Or, la peine est un châtiment que connaît bien l'institution "pénitentiaire". La douleur, qui est en réalité notre alliée jouant le rôle d'un messager utile, est donc culpabilisée et refoulée. Si on adopte une attitude d'ouverture et d'acceptation, on prend conscience de l'espace dans lequel se meut cette douleur, et l'expérience de la douleur se transforme.

Peut-être pour la première fois on permet peu à peu à la douleur de simplement exister, de ne plus être en guerre avec nous. En donnant à la douleur un espace d'être, on lui permet de lâcher son emprise. Quand la souffrance n'est plus l'ennemi, il n'est plus nécessaire de détourner son attention de la douleur et on peut établir avec elle une relation de confiance, l'embrasser et ainsi conduire sa conscience vers une sensation de paix.

Le docteur Epstein propose l'exercice "Bienvenue à la douleur" : "Fermez les yeux et expirez. Regardez la douleur. Maintenant que vous la connaissez, vous pouvez vous en faire une alliée en entrant à l'intérieur. Restez-y sans vous plaindre, sans lui donner des attributs tels que "affreuse", "horrible", insupportable" ou tout autre adjectif péjoratif. Ouvrez les yeux."

c) Observer la douleur

En observant la douleur, on remarque qu'elle n'est pas stationnaire et n'a pas une forme unique, contrairement à ce que le malade imaginait avant (brûlure de rayon laser ou noeud) : elle vibre et évolue constamment comme une amibe, elle est une masse de multiples sensations en mouvement, parfois ressentie comme chaleur, parfois comme picotements, parfois comme pressions. En se concentrant sur la modification continuelle des sensations, le malade peut arriver à ne faire qu'un avec son expérience. Et la concentration sur cette douleur incontournable, sujet d'étude présent et clair, fait se dissoudre l'agitation mentale de la résistance et apporte la tranquillité.

Simonton demande à ses malades de faire un diagramme pendant une semaine en marquant à quel moment de la journée la douleur est au plus haut et à quel moment elle est au plus bas, et ce qu'ils en font, pensent, ressentent, avec qui ils sont à ce moment-là. Il apparaît alors que la douleur qu'ils croyaient continue varie beaucoup, et le sens de ces variations peut parfois se comprendre sur les plans physique et psychologique. En s'arrêtant sur chaque zone de douleur, on peut observer s'il s'agit réellement d'une douleur ou bien d'une peur. La douleur peut être avant tout de la peur ou/et du désir que sa condition change.

Lévine propose une méditation d'exploration de la douleur : "Dirige tranquillement ton attention vers la douleur, sans te crisper, sans non plus essayer de la faire disparaître; laisse ton attention pénétrer directement dans la sensation... Maintiens ton corps et ton attention dans une attitude de réceptivité et d'ouverture; permets à la vérité du moment de se révéler d'elle- même, dans ta présence libre de tout vouloir saisir, de toute peur. Comment ressens-tu cette sensation au toucher, au chaud, au froid ? ... La sensation reste-t-elle à la même place ? Se déplace-t-elle ? Est-elle ronde et dure ? Est-elle plate et douce? .. Laisse ton attention s'unir à la sensation, être un avec elle..." (cf Qui meurt ?).

d) Dialoguer avec la douleur

Simonton prône un dialogue mental avec la douleur de la même façon que l'on consulte son guide intérieur.

Voici les étapes de la procédure : se relaxer; visualiser la douleur comme une créature imaginaire ou symbolique; voir très clairement cette créature qui représente votre douleur; établir un dialogue avec la créature et lui demander : "Pourquoi es-tu là ?", "Quel est ton message pour moi ?", "A quoi sers-tu ?", "Qu'est-ce que je ne fais pas ?", "Est-ce que j'oublie de faire attention à quelque chose ?", "Est-ce que je ne montre pas assez mes émotions ?", "Est- ce que je néglige mon corps ?"; écouter attentivement ses réponses; demander à la créature ce que l'on peut faire pour qu'elle ne se manifeste pas de façon blessante; la remercier; ouvrir les yeux et commencer à suivre ses conseils; noter si la douleur diminue ou non; se féliciter d'avoir aidé à réduire la douleur et reprendre ses activités habituelles.

On arrive ainsi à se mettre en contact avec des sentiments bloqués ou avec ce qui ne va pas bien dans sa vie. On apprend beaucoup sur les composantes émotionnelles de la maladie et de la douleur.

e) Offrir notre amour à notre douleur

Malgré notre conditionnement à éviter la douleur, notre tâche est d'offrir notre amour à notre souffrance, de lui ménager un nouvel espace d'acceptation; il ne s'agit pas bien sûr de nous accrocher à notre souffrance, pas plus que de la rejeter, mais simplement de la laisser être dans la conscience et la compassion.

7. Transmuter la douleur

a) Redécouvrir la vie et son sens

L'exploration de la douleur devient un chemin de retour à la vie. En s'ouvrant à la souffrance, on fait face aux autres difficultés de la vie dont on commence à comprendre le sens. Et la vie s'ouvre alors pour nous. Une grande satisfaction est obtenue en entrant délibérément dans cette douleur que l'on a toujours essayé d'éviter. Pour la première fois depuis des années, on peut alors vivre directement une part essentielle de son existence. Le seul refuge, le seul endroit d'accueil est le centre de la douleur elle-même. La douleur agit comme un maître exigeant, mais bienveillant qui rappelle sans cesse et toujours d'aller au-delà de ses attachements, de prendre chaque moment pour ce qu'il est, dans sa plénitude, et d'approfondir sa recherche. En nous ouvrant à la souffrance, nous avons l'occasion de nous poser les vraies questions existentielles "A qui s'adresse la douleur ?" et "Qui meurt ?".

Considérons l'autre face de la douleur qui est la grâce d'un approfondissement personnel et spirituel. Sans partager la vision chrétienne du salut par la douleur, on peut admettre la richesse de la transmutation alchimique ou tantrique de la douleur. Puisque la douleur est là, utilisons-la au moins de façon positive. La souffrance peut ainsi devenir la base de progrès spirituels ou de créations artistiques.

b) Ouvrir son coeur à tous les êtres

En se laissant aller de plus en plus profondément, on rencontre un amour sans limite. Notre ouverture à la souffrance ne peut s'accomplir qu'en opérant une ouverture du coeur. Lorsque notre besoin d'être en contrôle n'a plus de raison d'être, ainsi que notre résistance à nous laisser prendre en charge, nous nous ouvrons à notre souffrance avec compassion et nous ressentons le coeur de tous ceux qui nous entourent.

Une femme d'affaires au style de vie compétitif et rancunière se mourait dans la solitude. Ayant vu ses résistances à la souffrance, elle réalisa son mépris pour la souffrance des autres et son coeur commença à fléchir; des vagues de compassion pour la souffrance d'autrui la submergèrent, et ce n'est plus sa douleur, mais celle de l'univers tout entier qu'elle sentit; elle reconnaissait dans sa propre peine celle de tous les êtres. La douleur peut nous ouvrir à l'Amour à un degré que nous n'aurions jamais imaginé possible.

Un infirmier faisant des injections très douloureuses à des enfants cancéreux, mais en leur offrant un espace chaleureux et en les encourageant à faire confiance à ce qu'ils ressentaient, était le plus réclamé au moment de leur mort par les enfants, car bien que le plus grand dispensateur de douleur, il était aussi le plus grand dispensateur d'amour.

Quand la douleur doit survenir, un peu de courage vaut mieux qu'une large connaissance, un peu de sympathie humaine aide mieux qu'un grand courage, et l'amour de Dieu ou de l'Absolu en nous, même très peu développé, fait plus que tout.

c) Lâcher prise à la douleur

Il s'agit de se détendre autour de la douleur, de s'ouvrir à l'intensité de l'expérience, au-delà de toute idée reçue sur la souffrance et des réflexes conditionnés générés par la peur, au-delà du désarroi qui amplifie l'intense malaise engendré par la situation. En mobilisant son attention pour la concentrer sur la douleur, on explore la vérité de son expérience d'instant en instant.

Si on cherche à faire cesser la douleur, ce ne sera qu'une nouvelle course d'endurance qui perpétuera la situation de "quelqu'un en train de faire quelque chose". Il s'agit de faire lâcher prise à ce qui cause la souffrance et non de se réengager dans une fallacieuse conquête ou un vain exploit. La bonne réponse est le lâcher-prise en douceur.

Lévine propose de s'ouvrir autour de la sensation de douleur dont je résume la stratégie : diriger son attention sur la zone douloureuse et se permettre de ressentir le malaise; sentir la résistance et la tension et laisser son corps se détendre autour de cette sensation; laisser la douleur être sans la repousser; visualiser son emprise comme un poing fermé; relâcher l'étreinte de la douleur en ouvrant progressivement ce poing; ménager un espace à la sensation; faire lâcher prise à la douleur; se libérer de la peur qui accompagne la douleur; ouvrir un espace intérieur de douceur autour de la sensation (cf Qui meurt ?).

Lévine approfondit ce lâcher-prise dans l'exercice de laisser flotter toute chose : lâcher prise aux pensées et les laisser flotter librement; laisser flotter les sensations dans son corps. "L'esprit tout entier se dissout dans cette vaste ouverture. Ton corps, tes sensations flottent, se dissolvent dans l'espace; se dissolvent, se dissolvent. Rien que l'espace; rien que la paix." (cf Qui meurt ?).

d) Lâcher-prise de l'ego

Après avoir vécu une expérience transpersonnelle (unité avec la nature, ressenti tangible d'être relié à l'énergie de l'univers, union cosmique de non- dualité...), nous avons une relation très différente avec la douleur et son expérience change. Ce n'est pas tant que la douleur a disparu, mais l'espace de conscience contenant cette sensation s'est grandement élargi : tout ce qui était éprouvé trouve plus de place pour être et s'éveille ainsi à d'autres perceptions que la solidité du corps et l'étroitesse du mental. Les frontières sont alors repoussées. Au lieu de dépendre de sa souffrance, on dialogue avec celle-ci, tout en ne l'identifiant plus avec la totalité de son vécu.

La méditation nous invite à découvrir une perception plus large de ce que nous sommes; nous réalisons que rien n'est en dehors de nous et que tout ce qui apparaît (sensation, sentiment, image...) est perçu de moment en moment comme des bulles apparaissant et disparaissant dans l'immensité de notre conscience, comme des nuages flottant dans le ciel de notre conscience. C'est commencer à percevoir l'immensité de la conscience dans laquelle tout flotte. Nous ne sommes plus obnubilés par nos douleurs et les drames de notre vie personnelle.

La véritable cessation de la souffrance n'est pas une simple anesthésie des sensations nerveuses, mais plutôt une expérience de la réalité sous-jacente dans laquelle toute chose s'écoule et trouve sa place, dans un contexte plus large, et peut ainsi être gérée. En entrant dans l'immensité de l'être, nous nous libérons de l'identification avec le corps et le mental.

En lâchant prise au contrôle qui tend à bloquer le mouvement de la vie, nous nous ouvrons à la possibilité de nous libérer de notre plus terrible souffrance, le sentiment d'isolement lié à l'idée de protéger la notion d'un moi séparé. "Qui souffre ?". Nous ressentons alors qu'il n'y a même pas de "qui", mais seulement un état d'être, car rien n'est séparé; et la nature de cet état d'être est l'amour.

De nombreux exercices et méditations transpersonnels poursuivent ce but depuis Assagioli et Pierre Weil (désidentification) à Stephen Lévine (dissolution du moi, exploration de la conscience au-delà du corps).

C. Visualisations thérapeutiques

1. Le lien à double sens du physique et du psychique

Toute maladie est psychosomatique. La maladie a une dimension psychique venant d'une alimentation déficiente de l'esprit : les poisons mentaux de l'ignorance, du désir-attachement ainsi que de la haine-colère, et toutes les pensées négatives.

Freud a bien montré que toute maladie mentale est un moindre mal par rapport à la tension psychique qu'il y aurait sans elle; ainsi, la névrose obsessionnelle de ranger chaque soir le dessus de la cheminée permet de s'endormir en sécurité. Il en est de même de la maladie physique, compte tenu du lien du psychique et du physique. Ainsi, le fait de devoir être alité peut enfin donner l'occasion de s'aimer soi-même sans se culpabiliser, comme ces nombreuses mères dévouées qui ont, encore à bout de force, besoin de l'alibi d'un cancer. Même l'accident a cette fonction -le hasard n'existe pas- et peut permettre d'éviter la culpabilité comme, par exemple, une de mes participantes qui s'est cassé la jambe, inconsciemment, pour ne pas aller aux sports d'hiver avec ses enfants et rester avec son amant.

Mais si les désirs inconscients ou refoulés peuvent rendre malade, le mental peut aussi aider à guérir. Jean Weber m'a raconté deux fois sa surprise lorsqu'un soir, avec quarante degrés de fièvre, il a été jouer à la Comédie Française, malgré l'interdiction de son médecin, car sinon le spectacle devait être annulé. Il s'attendait à sortir sur une civière !.. Et à sa stupéfaction après avoir joué, il n'avait plus de fièvre... Heureusement qu'il jouait un personnage bien portant, et en bon comédien, en se mettant dans la peau de ce personnage, il est réellement devenu bien portant !

La guérison et même la rémission de cancers peuvent être obtenues par la pensée et la visualisation positives. Le Dr Coué l'a énoncé clairement en Occident et le Dr Simonton l'a retrouvé dans ses psychothérapies du cancer. Le Sankalpa peut être un puissant facteur de guérison. De graves malades peuvent aller beaucoup mieux à partir du moment où ils disent "je m'en sortirai". Par ailleurs, la guérison par la prière montre le pouvoir de la pensée positive venant de la foi-confiance, de Lourdes à Maguy Lebrun.

Les méthodes présentées ici ne sont que des exemples du rôle du mental dans une stratégie thérapeutique. Elles amènent une connaissance de soi et une évolution spirituelle ouvrant à une autre dimension. Elles ne peuvent être acceptées qu'à travers une mise en question de soi et de son mode de vie, sous l'aiguillon de la souffrance physique et psychique. Malheureusement pour certaines personnes, cet aiguillon doit aller jusqu'à l'extrême limite pour qu'elles acceptent de changer de point de vue et d'atteindre au détachement. Certains meurent en colère, sans avoir su recouvrer la santé ou même saisi cette occasion d'épanouissement que la maladie leur proposait.

2. *La lutte contre la maladie d'après la méthode Simonton*

a) Stratégie générale

Ses domaines d'utilisation sont les cancers et les maladies infectieuses,à titre préventif (séro-positifs, non réapparition d'un cancer guéri...) et à titre thérapeutique d'accompagnement psychologique des traitements médicaux. Elle comprend six phases.

La phase 1 consiste à reprendre souffle. L'entourage doit considérer le malade comme une personne totale et responsable et lui demander de participer à ses soins et à sa guérison. Des relaxations quotidiennes permettent de lutter contre l'angoisse. Le malade adopte une nouvelle manière de vivre, se fait plaisir et pratique des exercices physiques. En raison de la réalisation automatique des prédictions de guérison (effet Pygmalion), il s'entraîne à une autosuggestion d'espoir.

Dans la phase 2, on recherche les causes psychologiques d'apparition de la maladie : mesure du stress, connaissance du mythe familial (géosociogramme d'Anne Ancelin Schutzenberger), prise de conscience des bénéfices secondaires de la maladie. Le malade doit s'efforcer de surmonter les ressentiments et de s'ouvrir à l'amour des autres et de la vie.

La phase 3 sert à reprogrammer le scénario de vie et de santé, de façon comparable à l'analyse transactionnelle.

Dans la phase 4, on construit un support psychothérapeutique et un réseau de soutien affectif familial et amical.

Avec la phase 5 commencent les exercices de visualisation, noyau de la méthode : purification de l'agent pathogène par une énergie mentale interne en visualisant l'action salvatrice des globules blancs..., et aide du guide intérieur.

Enfin, dans la phase 6 s'élaborent les projets de plan de vie.

b) Le guide intérieur

Simonton, dans sa psychothérapie du cancer, permet au malade de recevoir une aide efficace et toujours disponible de ce qu'il appelle le guide intérieur. Il y a là une convergence étonnante avec ce que j'appelle le sage intérieur et la méditation qui permet de le contacter. Mais Simonton se contente de l'effet thérapeutique de cette rencontre sans réfléchir à la nature de ce guide intérieur.

On demande au malade en état de relaxation de laisser venir en visualisation quelqu'un qui pourrait, dans son esprit, lui venir en aide. La visualisation est donc orientée par cette demande d'aide, alors que dans ma méthode, il s'agit de façon plus large d'aspirer à rencontrer un être de sagesse, sans autre but initial que la rencontre, mais en répétant cette expérience l'idée d'aide est évidente, élargie à l'aide spirituelle d'abord, puis à tout problème important de la vie quotidienne qui demande une décision de sagesse à ne pas laisser prendre par le moi rationnel seul.

Une image surgit spontanément dans les conditions de l'expérience de Simonton, mais sa présentation, le but de guérir du cancer, et l'âge plus varié de ses patients (je ne l'ai jamais fait faire à des enfants) entraîne une gamme d'images différentes. Anne Ancelin Schutzenberger et Simonton citent diverses figures d'autorité respectées, en particulier des images religieuses et de sagesse (Sainte Vierge, saint patron, ange gardien, enfant, sage, lama tibétain, une forme nimbée de lumière etc...), des images de héros (le Père Noël, Tarzan, Superman, des héros de romans ou de films, des héros historiques...), des animaux (Bambi, Mickey Mouse, ours...), des figures parentales ou des personnes réelles rencontrées dans la vie et pouvant être décédées (grand-parent, ami, bon médecin de l'enfance...), enfin des parties de son corps (sa moelle osseuse lumineuse...).

Une fois cette image mentale apparue, on demande au malade de la prendre comme amie et conseillère et de discuter avec elle de tous ses problèmes, quand il en ressent le besoin, en écoutant attentivement ce qu'elle lui dit. On peut avoir plusieurs guides différents et les rencontrer l'un ou l'autre suivant l'occasion, ou parler avec les deux en même temps. Le guide intérieur donne aux questions du patient des réponses empreintes de sagesse, au-delà des capacités conscientes de l'individu. Le guide intérieur étant pour Simonton un aspect de la propre personnalité du sujet (je dirais de son Soi), parler à son guide c'est se parler en profondeur à soi-même. Compter sur tel guide est sain et c'est un signe de prise de responsabilité envers soi-même et sa santé physique et psychique.

Le guide intérieur est en nous jour et nuit, disponible à tout moment. Cette disponibilité, plus grande que celle d'un ami réel ou d'un psychothérapeute, est recherchée par Simonton. Mais il semble avoir perçu un sens profond de cette voix intérieure. Pour lui, l'inconscient contient des ressources précieuses mobilisables pour le développement personnel et la guérison. Il n'utilise pas le terme de Surconscient, mais fait cependant appel à la notion de centre et de Soi de Jung, en rappelant que Jung notait que les messages de l'inconscient et du Soi étaient toujours favorables au bien-être de l'individu (par exemple face à une conscience de peur, un sentiment de force et de courage). Le message de ce centre s'exprime par les rêves, l'intuition, les sentiments; nous reconnaissons là le cerveau droit négligé dans notre culture. Simonton remarque que de nombreux cancéreux ont été coupés de leur inconscient et qu'il a fallu la maladie pour qu'ils comprennent le message.

Simonton cite de nombreux exemples d'informations se révélant exactes et de conseils du guide intérieur, suivis par le malade et donnant des résultats positifs. C'est parfois un simple bon sens évident que la conscience embrumée ne pouvait voir; c'est parfois une idée opérationnelle très créatrice, et même un nom de médicament qu'il n'a jamais entendu et qui s'avère utile.

Les étapes de la technique du guide intérieur de Simonton sont les suivantes :

- Se relaxer, assis dans un fauteil confortable. Visualiser avec précision et ressentir par tous ses sens que l'on est dans un endroit agréable.

- Remarquer un sentier près de soi qui va à l'horizon. Remarquer sur ce sentier au loin une lueur bleutée radieuse qui vient doucement vers nous.

- Au fur et à mesure que la lueur approche, se rendre compte que c'est une créature vivante (personne, animal, etc...).

- Au fur et à mesure de son approche, prendre conscience des détails de son apparence.

- Si cette créature donne une sensation de chaleur, de confort et de sécurité, on sait que c'est notre guide intérieur.

- Demander au guide son nom et de l'aide pour ses problèmes.

- Engager une conversation avec la créature; faire connaissance avec elle et discuter de ses problèmes comme on ferait avec un ami très proche.

- Etre très attentif à tous les renseignements verbaux ou gestuels reçus du guide.

- S'accorder avec son guide sur la manière d'entrer en contact avec lui pour échanger de nouveau.

- Puis laisser lentement sa conscience revenir ici et maintenant dans la pièce.

3. De l'évacuation physique au dialogue avec la maladie

a) Visualisation corrigée des mécanismes physiologiques

On se représente par l'imagination, d'une façon plus ou moins réaliste ou plus ou moins naïve, la tension sanguine pour les maux de tête (Epstein), la lutte des globules blancs pour un cancer ou une infection (Simonton)...

b) Purification

J'ai adapté cet exercice de la méditation tantrique tibétaine de Vajrasattva. La source purificatrice peut être l'énergie cosmique (soleil, nuage de ki) ou une puissance spirituelle selon la croyance de la personne (Christ glorieux, Vierge Marie, Bouddha...).

C'est une de mes méthodes DS (Dynamisation mentale et analyse Symbolique) que je développe dans mon livre *Morts extra-ordinaires*.

Cette purification peut se faire avec un but préventif ou thérapeutique. Elle peut s'exercer sur le plan physique pour se débarrasser de microbes, virus, cellules cancéreuses, caillots, calculs..., ou sur le plan psychique pour se débarrasser des poisons mentaux (haine-colère, désir, voiles de l'ignorance...), de déterminismes karmiques (congénitaux, parentaux, culturels...), de culpabilité etc...

Les méthodes de purification tibétaines sont extrêmement puissantes et Sogyal rinpoche a obtenu, chez une de ses disciples, une rémission de cancer incompréhensible pour les médecins. Cette technique me semble très intéressante pour la prévention du sida chez les séro-positifs.

Sur un point cette méthode DS se rapproche davantage de la méditation tibétaine que de Simonton, par l'origine externe et transcendante de l'énergie; mais cette énergie externe est bien sûr partiellement une projection de notre énergie interne profonde; c'est un moyen habile plus puissant, mais il n'y a pas lieu de les opposer si on prend le point de vue non dualiste de l'expérience transpersonnelle.

Ce qui différencie ma méthode DS de l'approche de Simonton, comme de celle des Tibétains, c'est l'analyse symbolique jungienne des productions mentales qui doit suivre leur production, ce qui multiplie l'efficacité du symbole par sa claire compréhension.

c) Dialogue avec les contenus inconscients des organes

On peut rechercher des contenus inconscients à travers l'exploration des organes. N'est-ce pas ce que fait Gerda Boyessen avec son stéthoscope sur le ventre ?...

7. L'AIDE DEVOYEE : LE TRIANGLE TRAGIQUE DU SAUVETAGE

Toute situation dans laquelle une personne a besoin de l'aide d'une autre est potentiellement une situation productrice d'un sauveteur et d'une victime. A la maison, on la trouve dans l'éducation (sic) des enfants. A l'hôpital, comment le soignant peut-il garder son équilibre et être efficace sous le flot d'angoisse reçu du malade et de sa famille ? Comment être présent et disponible sans trop en faire ?

A. Jeu et scénario

Le sauvetage est le nom d'un jeu découvert par l'analyse transactionnelle. Berne le classe dans les "Jeux de vie" qui offrent la possibilité d'être joués tout au long de la vie. Il peut se généraliser en un scénario banal de "sans pouvoir".

Les joueurs principaux sont :

- La victime : le malade, le client, le conjoint, la mère de famille, l'agressé, l'alcoolique, le perdant...
- Le persécuteur : la maladie, le conjoint, l'agresseur, le pseudo-gagnant...
- Le sauveteur : le médecin, l'infirmière, l'assistante sociale, le travailleur social, le conjoint, la mère...

On peut aussi trouver les rôles secondaires du pourvoyeur et de la "poire".

1. La victime

Sa position en analyse transactionnelle est "Je ne suis pas OK, vous êtes OK". "Je suis impuissant et désespéré; essayez donc de m'aider".

La victime a un sentiment de honte et d'impuissance, dominé comme chez un enfant autocrate soumis ou un adolescent autocrate révolté. Une victime est une personne opprimée par une autre, ou par une situation, et qui se croit impuissante; le monde, les gens et l'économie agissent sur la personne victime sans qu'elle ait d'autre choix que d'accepter ce qui se trame en dehors d'elle, en ayant le sentiment de ne pas pouvoir se protéger de l'extérieur. La victime pense que la vie est une fatalité dont on doit essayer de tirer le meilleur parti possible, en donnant pouvoir aux gens et aux choses en dehors d'elle-même.

La véritable victime ne contribue pas elle-même à sa position de dominée (par ex. un piéton renversé par un camion, un passant agressé dans la rue par un voleur...). Au contraire, la victime pathologique collabore à sa victimisation en ne se défendant pas contre le tort qui lui est fait; la victime est complice de son oppresseur ou de son oppression si elle méconnaît le sentiment qu'elle éprouve à être persécutée, ou si elle n'utilise pas tout son pouvoir pour se dégager de cette position; c'est une pseudo-victime. Le sentiment d'être une victime impuissante est infernal et empire si un pseudo- sauveteur vient confirmer cette impuissance. Dès que la victime trouve un sauveteur qui commence à l'aider, elle cesse tout effort, elle se retire en laissant tout prendre en charge par le sauveteur au lieu de faire la moitié du travail.

Le malade qui pense qu'il n'a aucune influence sur la situation dans laquelle il se trouve, qu'il est sans défense et sans espoir, devient impuissant. Cette impuissance accroît sa peur, son angoisse et sa dépression. De là, il se perçoit vite comme une victime. Il s'apitoie sur lui-même en pensant : "A quoi ça sert ? Il n'y a rien que je puisse faire".

Il soupire alors facilement que "quelqu'un lui a fait ça". La victime crée le persécuteur, même anonyme. Les personnes de l'entourage peuvent être l'objet de la projection du persécuteur; ces malades sont alors souvent pleins de ressentiment contre leur médecin. La victime parfaite est la personne qui a toujours des problèmes et qui a désespérément besoin de l'aide des autres. En se posant comme victime, on engage un sauveteur pour être sauvé.

Cependant il n'est pas pathologique qu'un malade se sente victime par moments; c'est bien compréhensible que cela puisse arriver à tous, mais ce sentiment passe vite si la famille ou l'entourage ne tombe pas dans le panneau en ne portant pas alors secours au malade.

2. *Le sauveteur (ou secouriste)*

Sa position est "Je suis OK, vous n'êtes pas OK". C'est une position complémentaire de celle de la victime. "Vous êtes impuissant et désespéré; néanmoins je vais essayer de vous aider". Le sauveteur croit l'autre impuissant, faible et ayant besoin d'être aidé. Le sauvetage commence avec l'idée que le malade est une victime. Aider n'est pas porter secours.

Dominateur paternaliste, à la fois autocrate et fraternel, l'oppresseur peut ne pas être conscient de son rôle (mère abusive...), ne pas avoir l'impression de faire du tort à la victime; au contraire, il se considère généreux et désintéressé. Le rôle de sauveteur donne l'impression de dominer les autres, déculpabilisé que l'on est par le complexe de supériorité d'être meilleur qu'eux; c'est le seul plaisir que cela peut apporter au sauveteur. Le sauveteur parfait est un martyr dont la raison de vivre est de sauver les autres. On peut encourager son abnégation pour mieux l'exploiter.

Renoncer au sauvetage est considéré comme une offense, mais non comme cela est, en réalité, un service que l'on rend à la victime. Par exemple, une épouse d'alcoolique a du mal à admettre combien elle nuit à son époux victime par ses perpétuels sacrifices et sa capacité à supporter les insultes aussitôt pardonnées.

Le vrai sauveteur (pompier, maître nageur) a pour fonction d'aider de véritables victimes, en s'attendant à réussir et en y parvenant la plupart du temps. Il est en général remercié par la victime qu'il a aidée. Le pseudo-sauveteur cherche à aider de pseudo-victimes, en s'attendant à échouer et en étant rarement déçu. Il est le plus souvent persécuté par sa pseudo-victime.

Des parents sauveteurs, culpabilisés par exemple par un divorce, deviennent surprotecteurs et n'exigent rien des enfants; ils sous-estiment ainsi les capacités de leurs enfants et n'attendent pratiquement rien d'eux, sauf d'accepter la discipline et de travailler à l'école pour devenir des employés dociles ayant un travail bureaucratique.

Deux personnes peuvent être sauveteurs l'une de l'autre si elles ne demandent pas ce qu'elles veulent par peur de la réaction de l'autre; ceci est classique dans les relations sexuelles sans métacommunication et dans la vie quotidienne de certains couples. Si un tiers les encourage à parler clairement et à demander à tout moment ce qu'ils désirent, on découvre de grands mécontentements, chez chacun des partenaires, qu'ils n'avaient jamais osé exprimer et qui étaient totalement inconnus de l'autre. Mais leur motivation généreuse permet aux couples de sauvetage mutuel de passer à la relation saine et satisfaisante d'un accord coopératif où chaque partenaire demande ce qu'il désire et l'obtient.

3. Le persécuteur (ou bourreau)

Sa position "Je suis OK, vous n'êtes pas OK", est également complémentaire de celle de la victime.

Vous êtes impuissant et désespéré; et c'est votre faute. Le persécuteur est un dominateur autocrate. Remarquons que le simple fait de mettre l'accent sur la responsabilité passée, explication causale semblant logique, mais sans ouvrir l'avenir par la possible prise de responsabilité présente, est une attitude réactionnaire et persécutrice.

Le rôle de persécuteur, lui aussi en position dominante, est moins gratifiant que celui de sauveteur, et pour le remplir on a en général besoin d'être légitimé par une fonction ou un titre officiel. Cela explique le nombre de bourreaux que le régime nazi ou roumain a pu révéler : les conditions sous-jacentes étaient prêtes à jaillir dès qu'un système de valeur social les couvrait et les justifiait.

Le rôle de persécuteur est l'aboutissement inévitable des rôles de sauveteur et de victime, car le sauveteur va finir par se mettre en colère contre la victime à force de s'occuper d'une personne qui ne fait rien pour elle-même, et la victime, sentant que le sauveteur la conforte dans sa position de dominé et l'empêche d'exercer son pouvoir, va finir par se mettre en colère contre lui.

Le triangle dramatique dans l'enfance a pu nous apprendre à être dans la position du dominant, plus souvent occupée par les hommes. Cela nous permet de ne pas être en position de demandeur, d'être moins impliqué, moins amoureux, plus sûr de soi... Les hommes sont entraînés à utiliser le pouvoir, voire à en abuser.

4. Le pourvoyeur et la poire

Deux rôles secondaires aident à la dynamique du triangle tragique. Le pourvoyeur fournit le matériel de permutation des rôles, en général contre un certain prix et en ayant parfaitement conscience de sa fonction : il vend de l'alcool, de la drogue, de l'influence, des armes...

La poire consiste à retarder ou précipiter les permutations en se faisant manoeuvrer : les jurés, les mères qui paient pour que leur fils n'aille pas en prison... La poire peut aussi jouer son rôle par la simple catalyse de sa présence, en tant qu'amorce passive.

B. L'attitude de sauvetage

Le sauveteur croit aider l'autre, mais le fait d'une façon désagréable et destructrice en en faisant trop et trop vite. Le sauvetage se définit par au moins l'une des conditions suivantes.

1. Faire pour quelqu'un quelque chose qu'il n'a pas demandé

Et, bien sûr, sans vérifier au préalable s'il le veut vraiment. Cela peut porter sur des aides, des soins, des décisions médicales, des repas, le filtrage des visites... C'est une attitude protectrice qui dénie ou diminue chez l'autre le pouvoir de s'aider lui-même.

2. Faire pour quelqu'un ce qu'il pourrait faire par lui-même

Faire plus de 50 % de la tâche alors que l'autre pourrait en faire la moitié. On ne partage pas ce qu'il y a à faire en en discutant entre adultes responsables. Même si l'autre peut faire peu de choses, il faut lui laisser faire ce qu'il peut faire ou décider. Sinon, on ne l'invite pas à agir en adulte, à prendre ses responsabilités et à se développer.

3. Faire à contre-coeur une chose pour laquelle on n'est pas d'accord

Cela peut être par bon sentiment, par devoir, par manque de courage de refuser, par culpabilité, parce ce que l'on ne pense même pas que l'on pourrait refuser... sans en prendre pleinement conscience et clarifier sa propre position, sans dissiper son sentiment de vague inconfort, dans un flou d'ignorance et de manque de prise de conscience, sans congruence par rapport à soi-même.

Une femme, par exemple, ira avec son mari à une activité (match de foot par exemple) sans intérêt pour elle, parce qu'il lui aura demandé et serait fâché en cas de refus. Elle peut même y aller sans que celui-ci ne le lui demande. C'est du sauvetage parce qu'elle fait quelque chose qu'elle n'aime pas et qu'elle présuppose que son mari ne pourrait se satisfaire seul, ou serait blessé en se croyant rejeté. Ses motivations peuvent être diverses : elle peut préférer le rôle de sauveteur à celui de victime, ne pas supporter de rester seule, etc...

4. Prendre le contre-pied des sentiments du malade jugés négatifs

Porter secours veut souvent dire que l'on adopte une attitude diamétralement opposée au vécu du malade. Le parent sauveteur fuit ainsi la situation et la présence réelle, tout en se croyant efficace. Il veut divertir le malade en occultant les sentiments de tristesse, de peur, d'angoisse qu'il semble clairement avoir. Le sauveteur feint alors d'avoir des sentiments positifs et gais. Mais cela enfonce encore plus le malade dans sa dépression, en lui faisant encore plus remarquer l'écart entre les sentiments extérieurs de son conjoint ou de sa mère, par rapport aux siens propres. Si le malade exprime une colère compréhensible (cf les phases de son propre deuil) et que le sauveteur lui répond "Cela ne te fait pas de bien d'être en colère, ça ne fait qu'aggraver les choses", le malade est contraint de refouler sa colère ou d'en redoubler. Cette attitude, prise en toute bonne conscience pour "remonter le moral", s'oppose à la véritable attitude thérapeutique et d'amour qu'est l'empathie qui aide, au contraire, à exprimer et dissiper ses sentiments.

5. Le jeu "J'essaie uniquement de vous aider"

Eric Berne décrit le jeu "J'essaie uniquement de vous aider" qui est une racine du sauvetage. Le jeu s'effectue en trois coups :

1° Les instructions requises (la victime assistée demande ce qu'elle doit faire) / les instructions données (le sauveteur lui répond "Voilà ce que tu dois faire").

2° La méthode échoue pour la victime / et le sauveteur le lui reproche ("Personne, jamais, ne suit mes conseils", "Les gens sont ingrats et décevants").

3° La victime a démontré que la méthode est mauvaise ("Grâce à moi tu vas te sentir inefficace", "Regarde ce que tu m'as fait faire") / Le sauveteur fait des excuses implicites et exprime sa frustration ("J'essayais uniquement de vous aider").

6. La protection ou la sauvegarde ne sont pas du sauvetage

a) La protection

La remise en question des injonctions parentales enlève les protections parentales et une régression rendrait facilement cette sécurité. Pour aider à passer ce cap, le thérapeute doit fournir une protection plus forte que la protection perdue des parents, fonction de son Parent nourricier. Savoir accorder cette protection n'est pas du sauvetage.

b) La sauvegarde

Je crois qu'il est bon d'ajouter, à l'apport classique de l'analyse transactionnelle, la notion saine de sauvegarde. J'appelle sauvegarde, comme sauvegarder un fichier en informatique, la conservation de la vie et de la sécurité. Le pompier qui repêche la vraie victime en train de se noyer fait un travail de sauvegarde et non de sauvetage. Le parent qui prend des précautions pour éviter des risques physiques majeurs à son enfant, ou lui donne des interdictions dans ce sens, fait un travail urgent de sauvegarde. Le danger passé, on s'explique et l'autoritarisme de l'ordre devient une éducation participative. Le thérapeute en analyse transactionnelle qui donne l'injonction thérapeutique "Ne te tue pas" n'éduque pas, mais fait une sauvegarde pour se donner le temps d'éduquer et de permettre au patient de devenir majeur.

C. L'origine du sauvetage

1. Le sauvetage dans le monde animal

Essayons de chercher, avec Desmond Morris, la préhistoire de la psychologie des soins dans le monde animal. Le confort et même la survie de l'animal sont liés à la propreté du corps. Un oiseau au plumage non entretenu ne pourrait plus voler, aussi passe-t-il des heures à sa toilette. Mais il y a des difficultés pour se nettoyer le dos moins accessible, la face moins visible... La solution est le toilettage communautaire, que l'on peut observer dans de nombreuses espèces (il suffit d'observer nos chats), mais que les singes ont particulièrement développé dans un système amical d'entraide. Des signaux spéciaux d'invitation à la toilette ont été mis au point, et les soins de beauté communautaires constituent une activité intense et prolongée.

Mais l'aspect matériel fait vite place à un bénéfice psychologique. Si deux singes veulent resserrer leurs liens d'amitié, ils se toilettent fréquemment l'un l'autre, même si l'état de leur pelage ne le nécessite guère. Cette activité coopérative et non agressive permet de rassurer et d'apaiser. Si un animal inférieur se met à nettoyer le pelage d'un supérieur, cela réduit l'agressivité de l'animal dominateur et aide le subalterne à se faire accepter. Inversement, si un animal dominateur désire calmer les craintes d'un animal plus faible, il agit de la même façon.

Voici l'origine de bien des caresses de la mère envers l'enfant, du visiteur envers le chat ou le chien de la maison, de bien des caresses amoureuses et du besoin de professions où le toilettage est autorisé hors de l'intimité familiale : coiffeurs, masseurs, tatoueurs, médecins, infirmières...

2. *Une mauvaise éducation de l'enfant*

a) Les mythes éducatifs

Les mythes de l'éducation familiale placent l'enfant dans le rôle de victime. La famille est le terrain d'entraînement par excellence du jeu de sauvetage. On force les enfants à prendre le rôle de victime tandis que les parents enseignent par l'exemple les rôles de sauveteur et de persécuteur. Ils trouvent des justifications dans les mythes populaires : le sauveteur est le bon Samaritain, et le persécuteur se justifie par l'adage "Qui aime bien châtie bien".

b) Les mécanismes d'apprentissage du rôle de victime

L'éducation des enfants à être victimes se fait en intervenant dans les domaines où ils disposent d'un pouvoir potentiel, et en leur interdisant l'exercice de ces capacités ainsi que le pouvoir de se prendre en charge (se réveiller à l'heure, faire son petit déjeuner, aller seul à l'école, organiser ses distractions et sa vie sociale...).

Cela peut se réaliser soit en tant que persécuteur, en réprimant la capacité de l'enfant à exercer un pouvoir, soit en tant que sauveteur, en faisant à la place de l'enfant ce qu'il aurait le pouvoir de faire, l'empêchant ainsi de s'accomplir lui-même.

On peut ainsi réprimer :

- le pouvoir d'aimer et d'établir des rapports humains et des liens satisfaisants avec d'autres êtres humains (décider qui fréquenter et quand), créant le scénario banal "Sans amour" principalement chez les garçons;
- le pouvoir de penser et comprendre le monde, en empêchant l'enfant de vivre les situations où il lui est nécessaire de réfléchir et de prendre une décision, créant le scénario banal "Sans raison", principalement chez les filles;
- le pouvoir de prendre du plaisir, de vivre et utiliser pleinement son corps et ses émotions, de savoir ce qui lui procure du plaisir, comment il ressent les choses et comment il y réagit, de se connaître lui-même, créant le scénario banal "Sans joie", en particulier pour les garçons.

3. L'attitude culturelle envers le malade et le vieillard

a) La famille

L'attitude de victime et de secouriste est induite par des concepts culturels. On traite traditionnellement les malades comme s'ils étaient soudain des enfants, et les vieillards comme s'ils étaient revenus à l'enfance irresponsable. Même le malade subissant une attaque bénigne peut ainsi être traité comme un enfant sans défense. On pense, par exemple, que le cancer vous saute dessus et vous contrôle complètement.

Par ailleurs, on a appris que si l'on aimait quelqu'un, on devait prouver cet amour en démontrant tout ce que l'on peut faire pour lui. Si un parent ne peut rien faire pour que le malade aille mieux, il croit souvent qu'il est un mauvais mari ou une mauvaise mère. Et il va essayer d'éviter ce pénible sentiment d'échec soit par le sauvetage (en se rapprochant exagérément du malade), soit par l'abandon (en s'en éloignant exagérément).

b) Le médecin
Les médecins ont traditionnellement assumé un rôle directif, comme les parents et les maîtres. Beaucoup de malades voient leur médecin comme leurs parents et non comme un consultant qu'ils payent. L'environnement de l'hôpital conduit également le malade à être infantile et passif, en assumant son rôle de victime. Or, le malade doit maintenir autant que possible son autonomie.

4. La demande inconsciente de sauvetage par le malade

Toute maladie est psychosomatique et fonctionne comme une demande d'attention. Les petites maladies (toux, rhume, grippe, angine, laryngite, mal de gorge, mal au dos, mal de tête, mal d'estomac, éruptions...) sont des symptômes constituant, en fait, des invitations à la toilette, c'est-à-dire à faire prendre soin de soi à travers la toilette, comme les singes peuvent le demander à leurs congénères. Ces maux déclenchent, en effet, un comportement de réconfort de la part de l'entourage familial et médical; le toiletté provoque la compassion amicale et l'attitude de soins. Cela peut suffire à guérir la maladie, l'administration de médications et de soins remplaçant les anciens gestes de toilette.

Les membres d'une communauté qui réussissent ou qui sont socialement bien adaptés souffrent rarement de maux qui sont une invitation à la toilette. Ceux qui ont des problèmes sociaux relativement constants assument le rôle de victime en somatisant. Le symptôme est sur mesure pour eux : une comédienne perd sa voix ce qui l'oblige à arrêter de travailler, mais elle n'aura pas d'éruptions qui ne l'auraient pas obligée à s'arrêter. On s'occupe alors d'elle, la tension se dissipe et elle se rétablit. Inversement, le catcheur ou le modèle nu de photographe a fréquemment des maladies de peau l'empêchant de travailler, et non une extinction de la voix !...

Si le besoin d'être réconforté est intense, alors la maladie se fait plus intense aussi. C'est dans notre petite enfance que l'on nous prodigue le plus de soins et de protection. Une maladie qui nous oblige à être alité a donc le grand avantage de recréer pour nous tous les soins réconfortants qui nous ont entouré dans le berceau. Ce n'est pas d'une forte dose de médicament dont nous avons alors besoin pour nous guérir, mais d'une forte dose de sécurité. Or, la médecine moderne traite de façon trop strictement rationnelle les maladies.

Le malade peut entrer dans le "jeu de l'indigence" que Berne explicite pour les cas sociaux perdurant dans leur situation, en raison de la satisfaction trouvée dans le rôle d'assisté.

5. *La demande inconsciente de sauvetage par le sauveteur*

a) La pulsion à soigner d'autres personnes

Il est difficile de ne pas tomber dans le triangle dramatique et d'établir une relation sans sauvetage, en raison de l'habitude de dévaloriser ses propres besoins par rapport à ceux des autres. Le sauveteur ne sait pas s'occuper de lui-même, aussi se tourne-t-il vers les autres. Pour essayer de satisfaire inconsciemment ses propres besoins de façon indirecte, il a besoin de s'occuper d'une victime. Mais le sentiment de culpabilité oblige le sauveteur à jouer au saint. Certains individus ont un si grand besoin de s'occuper des autres qu'ils peuvent activement provoquer et prolonger la maladie chez un compagnon, afin de pouvoir satisfaire pleinement leur besoin de toiletter.

Nous sommes tous dans une certaine mesure des toiletteurs frustrés tout autant que des toilettés, et la satisfaction que l'on peut trouver à soigner les malades est aussi fondamentale que la cause de la maladie. Le cercle vicieux se produit, entraînant une situation toiletteur-toiletté qui se développe de façon cancéreuse et crée un invalide chronique exigeant qui obtient une attention constante. C'est un couple de toilettage mutuel complètement inconscient. Mais ce cercle vicieux peut être brisé par un bouleversement social de l'environnement toiletteur-toiletté, et une guérison "miraculeuse" peut alors se produire.

b) La réaction à l'éducation infantile
Après avoir vécu une position de victime impuissante, les enfants se sentent mieux en prenant et en assumant le pouvoir contre d'autres personnes en tant que persécuteurs ou en tant que sauveteurs. Cela peut donc faire d'eux aussi bien des parents bourreaux d'enfants que surprotecteurs.

c) Le sentiment d'impuissance de l'entourage du malade
Les parents eux-mêmes sont affligés d'un sentiment d'incompétence et d'impuissance. Une façon d'éviter ces sentiments est de secourir la pauvre victime qui fait pitié; le sauveteur se rend responsable à la place du malade; en faisant tout ce qu'il peut pour aider le malade, il met de côté ses propres sentiments d'impuissance. Mais cela oblige le malade à jouer le rôle de victime et donc cela ne peut l'aider réellement.

d) La peur de s'impliquer
Notre ego se rétracte pour protéger son individualité séparée. Au lieu d'une relation véritable et impliquante avec le malade, on endosse le rôle valorisant et déculpabilisant de faire son devoir, en prenant l'attitude de sauvetage. En fait, cela n'exprime alors que la peur de s'impliquer avec soi- même, de prendre une part directe avec sa vie.

e) Les avantages du jeu "J'essaie uniquement de vous aider"
Ils sont nombreux pour le sauveteur : éviter de prendre conscience de son inefficacité; éviter l'angoisse du succès (refusée par le "Parent" du sauveteur) qui menacerait la position du joueur et mettrait en cause son existence même comme sauveteur perpétuel; vivre de façon masochiste un martyre, en se faisant battre par la victime; alléger sa culpabilité; recevoir des caresses (compliments, estime...) de la hiérarchie sociale; s'indigner de l'ingratitude (proche du complexe d'Alceste).

D. Les effets du sauvetage

1. Les effets pour la victime

a) L'enfermement impuissant du dominé.

Le triangle dramatique dans l'enfance a pu apprendre à être en position de dominé. Cela permet d'être demandeur, plus souvent chez les femmes, d'être plus impliqué, plus amoureux, moins sûr de soi... Les femmes ont appris à donner et à se rendre disponibles. Cela fait les victimes impuissantes et inférieures au sauveteur.

Les méthodes pseudo-éducatrices que nous avons vues sont de bons entraînements à l'impuissance, produisant des adultes aux nombreuses incapacités, dépourvus d'autonomie, soumis à l'autorité et aux règlements, dociles et manipulables, et ayant l'impression qu'il est impossible de changer le monde : "A quoi bon voter !", "A quoi bon être bon quand tout le monde est égoïste !"... Elles peuvent aussi donner naissance à des pseudo-victimes de haut vol, par overdose d'impuissance (psychotiques, toxicomanes...), passant leur temps à trouver des sauveteurs susceptibles d'entretenir leur impuissance.

Le triangle dramatique est un terrain d'entraînement approprié pour accepter la hiérarchie de pouvoir social où chacun est un dominant par rapport à certaines personnes et un dominé par rapport à d'autres, sans choix coopératif possible. Il est la base de l'enseignement de l'inégalité.

b) L'infantilisation

Cela entraîne l'infantilisation du malade. Francine Laprade constate que le soignant qui se substitue à la personne âgée pour la réalisation d'actes de sa vie quotidienne, s'oppose à toute reprise d'autonomie. "La personne âgée est ainsi mise en situation de régression entraînant passivité et puérilité. Le pensionnaire se place comme un enfant devant le soignant, il recherche le bénéfice de sa régression infantile, il renonce à son autonomie et ne s'assume plus... Toutes ces interventions substitutives ne font qu'augmenter le facteur d'invalidité", en exacerbant le sentiment d'inutilité et en entraînant la perte du goût de vivre. Le vieillard est alors empêché de sortir de son rôle de victime, destructeur de son autonomie.

La famille assume dans ce cas une relation parent-enfant avec le malade qu'elle surprotège, contrôle et critique. Cela incite le malade à se sentir comme un enfant et à devenir passif envers son traitement (par exemple en lui rappelant l'heure de prendre ses médicaments, ce que le malade sait pertinemment).

c) La dépression

On vole au patient que l'on secourt sa responsabilité, car le sauveteur veut être responsable à la place du malade; on lui vole ainsi aussi parfois sa capacité de répondre et de participer; il reste alors coincé dans son désespoir.

d) La victime devient persécuteur

Le malade se sent humilié et furieux; il en veut à la personne qui le prive de son pouvoir, surtout s'il ne l'a pas demandé, ou lorsqu'il se rend compte que quelqu'un a fait pour lui ce dont il n'avait pas réellement envie. Il devient alors persécuteur à son tour.

2. *Les effets pour le sauveteur*

a) L'épuisement le rendant victime

Le soignant qui donne trop à autrui d'une façon inadéquate, en raison d'un manque d'amour de lui-même, souffre, s'épuise, se vide, n'en peut plus d'avoir trop longtemps suspendu sa propre vie, de ne pas exister. Le sauvetage le détruit. Le sauveteur se retrouve ainsi victime de son devoir ou de la situation.

b) Le repli sur soi

C'est la tendance de notre ego à se rétracter pour protéger son individualité. Cette peur de s'impliquer avec le malade n'est, en fait, que la peur de s'impliquer avec soi-même, de prendre une part directe avec sa vie.

Cette tendance n'est guère spontanée chez le personnel hospitalier venu à ce métier par vocation. Mais cela peut survenir après s'être épuisé à vouloir "aider", comme mécanisme de survie. Le secouriste qui n'en peut plus est alors amené à abandonner affectivement et même physiquement le malade.

c) La persécution

La souffrance et l'épuisement du soignant entraînent le manque d'amour de l'autre. Le soignant, qui se surresponsabilise ainsi pour fuir son angoisse, est cependant ennuyé par de telles responsabilités. Il va alors devenir agressif et s'en prendre au malade. Il prend une allure très critique à la place de son côté chaleureux et protecteur précédent. La colère est en effet souvent plus facile à affronter que l'impuissance. Un adulte qui voit un autre adulte comme un enfant pendant trop de temps se sentira surchargé de responsabilité. Le sauveteur devient ainsi persécuteur, temporairement, comme mécanisme de défense pour alléger sa charge et se défendre contre un excès de demande (en quantité ou en exigence), trop de stress et d'anxiété, trop d'implication... Ainsi certaines familles ou soignants en viennent à souhaiter la mort du malade. Le soignant secouriste qui n'en peut plus devient alors un technocrate et glisse facilement au rôle de persécuteur pour ne pas devenir victime. Francine Laprade montre que "le soignant peut tirer un bénéfice de cette situation : le soigné est soumis, donc il n'est plus opposant".

Dans un groupe, une personne dans le rôle de victime impuissante pose une question. Les autres, prenant le rôle de sauveteur, font des suggestions chaque fois écartées par la victime. Au bout d'un certain temps, les sauveteurs excédés de ces refus systématiques, se mettent en colère et prennent le rôle du persécuteur.

E. La dynamique du jeu de sauvetage : la permutation des rôles

Chacun a tendance à préférer un des trois rôles principaux du triangle dramatique et le sentiment qu'il procure avec son bénéfice de racket. Cependant les rôles sont interchangeables.

Dans la vie comme au théâtre, la tragédie repose sur le renversement de situation. La représentation des trois rôles principaux en triangle visualise la possibilité d'intervertir les rôles de ce triangle tragique. Tous les affrontements de la vie sont des combats pour se déplacer dans le triangle, conformément aux exigences du scénario.

Nous avons vu que des rôles secondaires peuvent favoriser la permutation. Le pourvoyeur ou la poire qui fournit, par exemple, un revolver (parfois appelé égaliseur) change une victime lâche ou sur la défensive en persécuteur fanfaron ou sur l'offensive. Mais ces rôles ne sont pas nécessaires pour voyager sur le triangle tragique.

Rappelons que la permutation des rôles triangulaires chez le malade ou le soignant se sont rencontrés comme effet du sauvetage (en F) . Nous examinerons ici des jeux plus complexes dans divers autres domaines : la famille, la délinquance et les mondanités.

1. La famille

Dans le noyau familial, les rôles de base sont ceux du père persécuteur, de la mère sauveteur et des enfants victimes. Mais bien des permutations peuvent avoir lieu.

Le père peut devenir victime de la mère qui le persécute pour avoir maltraité les enfants. Les enfants deviennent sauveteurs de leur mère lorsqu'elle supporte passivement que le père essaie de la battre... La mère est victime des enfants persécuteurs lorsqu'ils abusent de sa gentillesse.

Les deux parents sont victimes des enfants persécuteurs, qui, ayant acquis en grandissant un peu de pouvoir indépendant des parents, puisent dans les rancoeurs accumulées du temps où ils étaient victimes avec d'autant plus de violence que la persécution et le sauvetage par les parents auront été plus forts. Cette vengeance peut prendre, dans les classes moyennes, la forme de mal travailler à l'école, de refuser de travailler, de boire (jeu "Ivre et fier"), de se droguer, de se faire arrêter par la police... Après avoir vécu une position de victime impuissante, les enfants se sentent mieux en prenant et en assumant le pouvoir contre d'autres personnes en tant que persécuteurs.

Les parents sont aussi victimes des enfants sauveteurs. Car après avoir vécu une position de victime impuissante, les enfants peuvent aussi se sentir mieux en prenant et en assumant le pouvoir contre d'autres personnes en tant que sauveteurs. Les vieux parents sont alors traités comme des enfants irrresponsables et surprotégés et on les prive, avec de bons sentiments, de toute liberté et dignité.

La procédure de divorce renverse aussi les rôles. Supposons que durant le mariage le mari ait été le persécuteur de sa femme victime. Si celle-ci engage l'action de divorce, elle renverse alors les rôles et devient le persécuteur de son mari maintenant victime. Leurs avocats respectifs jouent alors les sauveteurs concurrents.

2. *La délinquance et la justice*

Le criminel persécute sa victime, puis la victime porte plainte et devient persécuteur du criminel devenu victime. Si le criminel se fait prendre, la police aussi le persécute. Mais si elle abuse et outrepasse ses droits, en tabassant par exemple le criminel ou en lui tirant dessus, il peut, après avoir subi comme victime cette violence, porter plainte contre les policiers et devenir à son tour leur persécuteur. Le criminel demande les services d'un sauveteur professionnel, l'avocat, qui persécute le policier.

Dans un flagrant délit de viol, on fait aussi la course autour du triangle. Le criminel qui persécute la jeune femme devient soudain victime de l'agent de police sauveteur de la jeune femme. L'avocat du criminel devient alors son sauveteur en essayant de le secourir, en persécutant à la fois la victime du viol et le policier.

Voici un autre exemple donné par Eric Berne. Danny veut esquiver sa responsabilité adulte et trouve un sauveteur en la personne de Jo pour faire à sa place ce dont il était chargé, en jouant un vilain tour à la victime Luc. Bien sûr, il le dédommage de son aimable aide en espèces. Mais Jo part avec l'argent et ne remplit pas son contrat. Comme ce contrat était illégal, Danny ne peut porter plainte. Jo de sauveteur s'est transformé en persécuteur, se montrant plus grand filou que Danny qui devient victime. Et la victime visée par Danny devient son sauveteur...

3. Les pseudo-victimes et les pseudo-persécuteurs dans les mondanités

Prenons le jeu "Précipitation, maladresse et prompt rétablissement". Dans un salon, Suzanne tend le bras devant Catherine pour prendre un cendrier, mais en le retirant, elle perd l'équilibre et se rattrape juste à temps pour ne pas tomber sur Caherine. Suzanne lui dit "Excuse-moi", mais Catherine lui répond : "Je te demande pardon".

Suzanne sait que la maladresse est payante (ne l'a-t-elle pas fait exprès ?). Elle s'excuse bien poliment, mais c'est Catherine qui prend le tort à son compte. Catherine, au lieu de se comporter en victime, s'excuse comme si c'était elle qui avait fait quelque chose de mal et revendique ainsi le rôle de persécuteur.

Suzanne se pose ordinairement en victime plaintive mais, en bousculant Catherine dans l'action, elle se fait persécuteur; elle a dans son scénario l'autorisation de devenir persécuteur à condition que ce soit accidentel et qu'elle s'en excuse, son jeu "Précipitation, maladresse" lui permettant de se dégager de toute responsabilité en se faisant victime contrite. Elle trouve en Catherine son complémentaire dont le scénario doit être "Je m'excuse que vous me frappiez", typique d'une femme d'alcoolique.

4. La même personne peut être sauveteur et victime

La plupart des gens sont à la fois sauveteurs et victimes, mais dans des contextes différents. La plupart des victimes dépensent du temps et de l'énergie à essayer de sauver les autres au lieu d'apprendre à prendre soin d'elles-mêmes. On ne peut être sauveteur si on n'a pas en soi une victime.

F. L'erreur thérapeutique du sauvetage

Les rôles de sauveteur comme de persécuteur sont totalement dénués de vertu thérapeutique. Nous allons étudier, dans cette optique, un "long séjour" où sont hospitalisées des personnes en fin de vie ayant une forte perte d'autonomie et suivant des traitements médicaux d'entretien. Mme Francine Laprade, surveillante au centre hospitalier de Lavaur, dans son mémoire sur "L'accueil en long séjour", met l'accent sur ce fait.

1. La gestion des finances

La personne âgée en institution est, par sauvetage, dépossédée de ses biens et de son argent, ne disposant que de 10 % du montant de sa retraite comme argent de poche. "Ce passage en position d'assisté produit chez les patients une perte de leur intérêt existentiel."

2. La structuration du temps dans l'institution

L'organisation économique du travail pour le personnel et le sauvetage, voulant assurer techniquement les besoins élémentaires, entraîne une perte d'autonomie pour la personne âgée, totalement contraire à l'objectif thérapeutique. Ce sont les horaires technocratiques du lever, du coucher et des repas, non liés aux saisons et aux besoins individuels. "Dans le courant de la journée, malgré les activités occupationnelles, de créativité et divers exercices, de nombreux patients ont leur temps rythmé par l'attente des repas, du lever et du coucher, entraînant des comportements de repli sur soi, de désorientation et de dépression". Cette attente continuelle se retrouve en prison avec les effets aliénants et infantilisants que l'on sait. C'est un temps vide, non investi, porteur de malaise. Faire tout à la place du malade c'est le condamner à l'invalidité.

L'analyse transactionnelle a bien montré le besoin de chacun de structurer son temps. Encore faut-il que cette structuration soit saine. Pour Berne "l'ennui contribue à la détérioration physique et mentale de l'individu". Le temps passif de l'attente ne peut être que frustrant, au contraire du temps porteur de projet. La vie est projet et toute personne, en particulier en fin de vie, devrait avoir encore des projets jusqu'à la mort et au-delà. La Fontaine nous en fournit un exemple avec le vieillard heureux qui plante un arbre. Aider la personne âgée à structurer son temps par un plan de vie est un acte qui l'aide à vivre vraiment (cf la méthode Simonton). Cela peut déboucher sur une aide spirituelle, car on ne peut établir un plan de vie sans donner un sens à sa vie.

3. *L'alimentation*

La restauration se fait sans élaboration des menus par chacun, ce qui "entraîne une insatisfaction et parfois le refus de prise alimentaire".

4. *L'intimité*

L'obligation de partager sa chambre avec une personne qu'on n'a pas choisie est courante; si le choix était libre, ce serait une amitié, mais dans le cas d'une obligation cela devient une promiscuité. "Les diverses activités se déroulent toujours sous le regard d'autrui, voisin de chambre ou soignant. Ce sont les actes les plus intimes de la vie d'un être : dormir, se laver, s'habiller... Au moment du ménage, les agents accèdent à ce qui fait partie de la vie intime de la personne âgée et à ce qui lui est propre (ses objets personnels déplacés...). Aussi voyons-nous parfois des patients se réfugier dans une attitude de rigidité et d'agressivité". Il faudrait ajouter les actes de la vie affective et sexuelle, et le fondamental besoin de silence pour une vie psychique et spirituelle saine. C'est là encore une situation semblable à celle de la prison.

Tout cela constitue des viols de l'indispensable intimité; le territoire est un élément fondamental de la sécurité et de l'autonomie; il vaut mieux des chambres très petites, mais où les personnes âgées qui ont un besoin minimum de solitude (c'est-à-dire toutes, sauf relation profonde ou angoisse) puissent se retrouver elles-mêmes; et ce territoire ne devrait pas être violé : frapper avant d'entrer, préférer un peu moins de règles technocratiques, dans la mesure où cela n'est pas contraire à la sécurité de l'hygiène et des soins, pour un peu plus d'intimité. Un élément de cet intimité est l'aménagement personnalisé de sa chambre permettant une continuité du mode de vie et des souvenirs antérieurs, et la continuation évolutive de l'image de soi.

5. *La sociabilité*

La vie en grand groupe est une obligation. L'absence de territoire n'entraîne pas seulement la promiscuité, mais aussi la solitude. "Les pensionnaires sont à proximité les uns des autres mais isolés. Le nombre de personnes dans une unité ne fait que renforcer cet isolement et rend chacun plus anonyme dans le groupe." Pour y remédier, on utilise au restaurant des tables par quatre personnes en harmonie. On pourrait envisager des petits groupes d'une dizaine de personnes, en grande partie cooptées, ayant une vie de groupe propre au niveau des lieux de vie et des activités, et dans laquelle une vraie communication pourrait s'établir.

L'alcoolique en thérapie va par exemple se remettre à boire comme geste de rancoeur à l'égard de l'attitude condescendante du thérapeute, envers qui il a du dédain, et pour se venger de lui; il ne se trompe pas en sentant que la rechute est un échec personnel du thérapeute qui devient alors une victime, alors que, par ce comportement, il passe lui de victime à persécuteur. L'alcoolique peut agrémenter la rechute d'appels téléphoniques nocturnes et de demandes d'assistance exorbitantes. Le thérapeute sauveteur victimisé prend alors le rôle du persécuteur en devenant furieux et en dévalorisant le patient, pour le punir d'avoir changé son attitude de bonne petite victime en méchante petite victime. Un phénomène semblable en hôpital psychiatrique fait que le malade apprend comment être un bon petit malade et devient un malade professionnel.

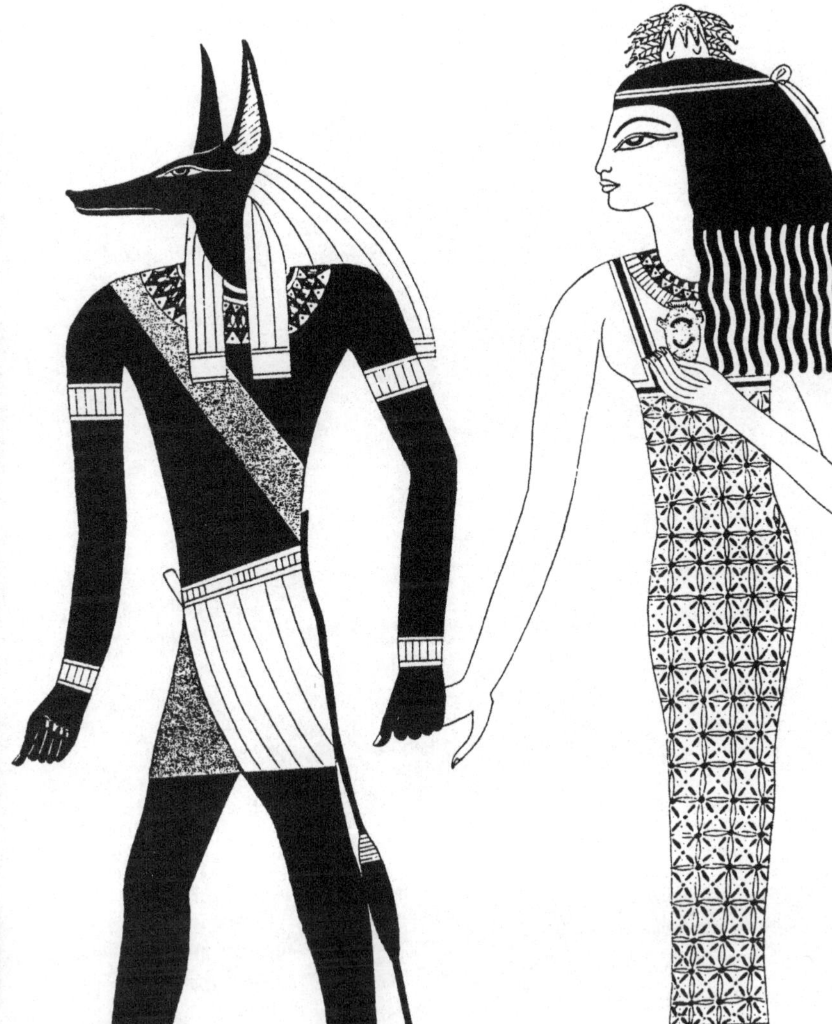

Le dieu égyptien Anubis accompagnant la défunte. Dessin de Stéphane Rossini.

8. AIDER REELLEMENT

De nombreux types de personne ont besoin d'une aide par rapport à la mort :

- celles qui ont un fort risque de mourir prochainement : les enfants à la maladie fatale, les adultes malades en phase terminale, que l'on pourrait encore différencier par maladie (cancers, sida, etc...), les vieillards, les réanimations difficiles après une intervention chirurgicale, les comateux ou les comas dépassés, les suicidaires téléphonant à SOS Amitié...
- celles qui sont soudainement confrontées à une situation dangereuse pour elles : apprendre sa séro-positivité, prise d'otage ou bombe explosant dans un lieu public, emprisonnement avec torture ou condamnation à mort, accident d'avion ou de voiture (juste avant et après), guerre ou terrorisme ou opération militaire...
- celles qui sont confrontées à la mort des autres : parents et amis de personnes à grand risque de mort et mourants, personnel soignant ou d'aide humanitaire (pompiers, aide au tiers-monde...), personnes endeuillées...
- en définitive tout être vivant qui mourra inéluctablement. Des études spécialisées existent pour nombre de cas soulevés, et l'optique de cet ouvrage est plus générale. Je n'ai pas la place de les aborder ici, mais je tiens cependant à faire référence au travail de Naomi Feil qui a créé la méthode dite de "Validation" pour guider les personnes âgées désorientées, en quelque sorte pour les rendre "valides". Cette technique part d'une observation clinique avec une attitude d'empathie et l'utilisation du toucher.

L'aide fournie à soi-même est fondamentale, même si l'aide extérieure est souvent indispensable et toujours agréable, si elle est bien faite. Nous aborderons l'aide réelle de plusieurs points de vue : pour l'aidé, ne pas tomber, ou sortir du piège de la victime (A et B), pour l'aidant, être capable d'assister une personne qui souffre (C) sans succomber au stress (D) et s'auto-éduquer pour devenir un aidant sain (E) et "être" au lieu d'aider (F).

A. L'éducation du malade pour qu'il ne devienne pas victime

1. Respecter l'autonomie du malade

On doit laisser le malade lui-même choisir ce qu'il peut faire ou ne pas faire; il en est plus capable que ne le croit la famille.

Au lieu de prendre la décision d'aider le malade d'une manière quelconque, l'entourage peut demander quoi faire : "Y a-t-il quelque chose à faire pour t'aider ?". Le malade est alors autorisé à décider s'il veut de l'aide, et dans ce cas quelle sorte d'aide; il est maître de son problème, responsable et indépendant.

Le malade a le droit de décider qu'il ne veut pas d'aide, et ce droit doit être respecté. La tentation peut être grande de vouloir aider malgré lui un être cher qui souffre, et d'intervenir, mais il ne faut pas y succomber, ce qui ne ferait que porter secours.

Cette aide peut être au niveau informatif. On peut, par exemple, lui dire : "J'ai des informations en rapport avec ta situation. Cela va peut-être t'aider. Veux-tu les entendre ?".

Mais on n'a pas à se substituer à un malade déprimé, à tenter de le convaincre que ce qu'il ressent n'est pas vrai, et à lui donner un tas de renseignements qu'il n'a pas demandés. Car alors on ne prend pas le malade en compte. Il a le droit de dire "Non, je ne veux rien entendre" et de se mettre en colère. Mais il a quand même enregistré l'offre d'aide ou de partage d'information et souvent, même s'il a rejeté abruptement une telle offre, il reviendra plus tard en disant "j'ai réfléchi et je veux t'entendre. Que voulais-tu me dire?".

Rien n'empêche non plus de reposer de nouveau, plus tard, quand on le sent, la question de l'offre d'aide ou de renseignement, quitte à essuyer un nouveau refus. On doit laisser mûrir la décision du malade; lui imposer ne ferait qu'empirer et rendrait l'apport inassimilable.

Ceci est une attitude de respect de la liberté de l'autre, même si on déplore cette attitude et qu'on la prend pour une erreur. Cela devrait être appliqué également avec les enfants et dans toute relation pédagogique et amicale. Ce respect est de plus la seule chose efficace pour la relation et l'action.

Le patient mûr, face à un sauveteur jouant à "J'essaie uniquement de vous aider", peut appliquer la méthode de l'antithèse et lui dire "Ne me dites pas ce que je dois faire afin de m'aider moi-même; c'est moi qui vous dirai quoi faire afin de m'aider".

Le malade doit maintenir au maximum son autonomie, même dans l'environnement hospitalier : il peut chercher des informations pour connaître ses horaires; il peut personnaliser sa chambre (linge, photos, décoration...); il peut exprimer ses propres besoins, en demandant parfois, lorsqu'il est occupé par une visite rare et importante, que l'on revienne plus tard pour certains soins.

Il peut maintenir le maximum d'activités normales possibles et d'habitudes antérieures à l'hospitalisation (masseuse personnelle, exercice, conversation à heure donnée par téléphone au lieu de la visite, activités de bureau...).

Cela n'empêche pas que le malade ait besoin d'être momentanément pris en charge. Même si le sentiment de vulnérabilité du malade est reconnu, il reste responsable de ses besoins, jusque dans cette vunérabilité, et il admet une dépendance objective en maintenant son autonomie. Demander d'être pris en charge et d'être entretenu est complètement différent de l'infantilisation par des réglements institutionnels.

L'équipe soignante peut être surprise et agacée quand un malade s'affirme de cette manière. Et pourtant, plus un malade s'affirme avec maturité (il ne s'agit pas là bien sûr de la contestation systématique qui n'exprime que la phase de colère), mieux il se porte. Cela provient du fait qu'il ne se sent plus une victime impuissante.

2. Aider le malade à ne pas se sentir coupable

Le malade ou le vieillard peut se sentir très concerné par la façon dont son état blesse les êtres de sa famille qu'il aime. Il se sent alors coupable. Il peut l'exprimer en disant : "Je ne vaux pas tout le mal que vous vous donnez", "Je ne vaux pas toute la tristesse que je vous donne", "Je suis désolé que ce cancer ait rendu votre vie si dure et si misérable"...

Voici des éléments pour déculpabiliser de façon non manipulatoire ce malade :

- On doit aider le malade à prendre conscience que le risque d'aimer quelqu'un comporte aussi bien les mauvais moments que les bons.
- On peut lui faire remarquer que nous aussi nous avons été malade et qu'il nous a soigné, ou que s'il était comme nous maintenant en bonne santé et que ce soit nous qui soyons malade, il s'occuperait lui aussi de nous de son mieux...
- On peut lui faire remarquer que certes c'est difficile, mais que ce n'est pas nous qui sommes alité avec un cancer.
- On peut lui dire que bien que ce soit dur, ce n'est pas aussi éprouvant pour nous que ce qu'il imagine.

3. Aider le malade à découvrir ses potentialités

Il faut connaître les capacités et potentialités de la personne aidée. En long séjour hospitalier, la compétence infirmière doit, selon F. Laprade, "savoir circonscrire les zones de dépendance et de partielle autonomie, afin de ne pas empiéter sur les ressources du patient et sur sa zone d'activité personnelle"; cela permet de repérer les capacités d'autonomie et les besoins du malade. Une grille en a été élaborée dans la psychopathologie du vieillissement. Cette connaissance facilite le fait d'aider le malade à prendre conscience de ses potentialités et de sa puissance.

Pour aider quelqu'un et libérer son énergie, il faut lui demander d'exercer son propre pouvoir avant qu'on accomplisse notre part de travail. Il est bon de s'entendre dire, aussi faible soit-on, que l'on n'est pas totalement impuissant; pour les femmes, de prendre conscience de sa force et de s'apercevoir qu'on peut courir, grimper aussi bien et aussi longtemps qu'un homme.

En s'appuyant sur son Centre, il s'agit de découvrir que l'on est capable de prendre le pouvoir dans sa vie.

4. Aider le malade à se connaître

Au lieu d'être tenté de secourir le malade quand il est déprimé, dites simplement ce que vous observez, et exprimez vos sentiments : par exemple "Bon sang, comme tu as l'air déprimé; je suis inquiète de te voir dans cet état", ou encore "Cela a été une rude journée, n'est-ce pas ?", en écho au vécu du malade, en reconnaissant qu'il passe un mauvais moment.

Il ne faut rien ajouter. Avoir donné un miroir et avoir exprimé ses sentiments est une véritable aide en soi. Cela crée une communication vraie : le malade se sent compris, il n'y a aucune tricherie de la part de l'entourage, et le malade est ainsi lui-même encouragé à exprimer ses propres sentiments au lieu de les refouler, ce qui sera pour lui une libération et lui apportera la paix.

5. Aider le malade à s'aider

a) L'attitude de délégation. On ne doit jamais se figurer que la personne qui demande une aide est sans ressources personnelles, à moins qu'elle n'ait perdu connaissance. Pour cela, on a à faire l'effort de ne pas considérer l'autre comme sans ressource et incapable de faire des progrès et de s'en sortir, pour toutes sortes de bonnes raisons (expérience pessimiste du professionnel, maladie incurable, paresse et absence de motivation indépassable...). Il ne faut jamais penser non plus que le bien- être de la personne aidée est davantage votre affaire et votre responsabilité que la sienne.

Il s'agit de développer des talents que la personne n'aurait pas supposés, par exemple pour des femmes acquérir un esprit logique, faire des réparations mécaniques..., pour des hommes découvrir leur sensibilité et leurs émotions, se relaxer, sentir de l'amour, apprécier la vie.

Comme le disait Rogers, on ne peut qu'aider l'autre à s'aider, à devenir adulte et actif, dans la mesure de ses capacités du moment, qui ne doivent être ni surévaluées ni sous-évaluées. Ces capacités augmenteront alors progressivement. Dans l'entreprise, cela s'appelle la délégation qui est formatrice.

Dans le cas contraire, le professionnel de l'aide tend à assurer la totalité de la charge en traitant chaque problème, en se faisant du souci, en assistant, en réagissant à ce qui surgit; en retour, il ne pourrait compter sur aucun effort de la part des personnes qu'il aide.

b) Définir un contrat d'aide :

- Ne pas accepter une demande d'aide sans exiger, en contrepartie, un investissement égal.
- Ne jamais fournir plus de la moitié du travail et exiger tout le temps que l'autre en fasse au moins la moitié. (Francine Laprade déplore de voir "encore des soignants se substituer à la personne âgée pour la réalisation de certains actes de sa vie quotidienne, s'opposant ainsi à toute reprise d'autonomie.")
- Aider les gens qui se ressentent comme impuissants à trouver des façons d'utiliser le pouvoir qui est en eux.

c) Etre éducateur

Le soignant devrait toujours se souvenir qu'au-delà de son rôle de sauvegarde (et non de sauvetage) il a un rôle fondamental d'éducateur, qui doit aider l'autre à s'aider. Or, il est plus difficile de déléguer, de former, d'éduquer, que de faire les choses par soi-même. Cela semble moins efficace sur le plan technocratique, et en effet cela demande plus de temps. Cela exige aussi plus de formation, de maturité, de patience, d'amour. La personne qui aide doit éduquer à l'autonomie la personne aidée et l'accompagner dans cette voie; cet accompagnement doit être total. Il est issu d'une attitude d'amour vrai, non captateur, d'une ouverture totale dans l'instant (avec les besoins de s'occuper de soi-même et de se retrouver à d'autres moments), d'une attitude d'accueil permanente.

d) Exercer un pouvoir participatif

Le sauveteur dit inconsciemment à la victime "Je n'ai pas confiance en toi et je trouve que tu ne t'assumes pas; je penses que tu es malheureux, que tu es moins avancé que moi et que tu as besoin d'aide". La victime comprend tout cela et on la mine au lieu de l'aider.

Il faut éviter d'adopter un comportement d'autorité ou qui mette le soignant dans une position de supériorité par rapport à l'autre (sans raison majeure).

Il est difficile de renoncer à ses propres préjugés de supériorité, mais c'est le seul moyen pour établir une relation de coopération et d'aide :

- ne pas être inapprochable;
- prendre une position symétrique dans le dialogue;
- ne pas interrompre l'interlocuteur;
- ne pas se laisser déranger pendant la séance;
- ne pas être plus élégant et d'apparence plus riche que l'interlocuteur, mais inversement ne pas être négligé;
- ne pas accepter de déclaration d'infériorité, ni de caresses du type "Monsieur, vous êtes extraordinaire";
- s'efforcer de réduire les inégalités de savoir en enseignant tout ce que l'on sait sur la question;
- maintenir l'égalité dans tous les domaines sauf en tant que spécialiste de l'aide ou de la thérapie;
- ne pas concentrer l'attention sur soi sauf dans un but thérapeutique;
- ne pas tomber dans une position d'infériorité en se mettant dans son tort (arriver en retard, fumer, boire, être souvent fatigué ou malade...), en parlant de ses propres problèmes ou en y faisant allusion, en se dévaluant comme thérapeute et en étant incapable ou maladroit, c'est-à-dire en refusant le rôle de supériorité unique de bon thérapeute.

6. Aider le malade à aider les autres

Des "cercles de savoirs" reconnus, créés par Claire et Marc Heber-Siffrin, (BP 5691002 Evry Cedex) dans divers quartiers ou institutions permettent à chacun d'enseigner à une personne ou à un groupe et de découvrir que chacun a des expériences de vie riches et intéressantes à communiquer en échange d'un autre enseignement reçu d'une autre personne. Dans ce club d'échange Bénédicte enseigne le français à Kadi qui enseigne l'histoire des griots à Hélène qui enseigne à cuisiner la paella à un groupe auquel appartient Hocine qui enseigne la soudure à Jean, médecin qui anime le groupe santé auquel appartient Bénédicte, etc... On arrive ainsi à éduquer des victimes soumises au fait qu'il n'y a pas de petits savoirs, contrairement à l'opinion culturelle ne considérant pas sur un plan d'égalité les connaissances scolairement acquises et tout ce qui relève d'une mémoire, de coutumes et de savoir-faire que l'on possède sans en avoir clairement conscience. Ainsi, des adolescents paumés s'aperçoivent qu'ils sont porteurs de ressources, et des vieillards qu'ils peuvent servir à quelque chose. Cela leur permet de sortir du statut d'assisté et, ainsi valorisés, ils peuvent à leur tour exprimer leur manque (au lieu de n'être que manque) et oser penser qu'il est possible d'y remédier. Cela permet de rencontrer les gens que l'on ne fait que côtoyer. Une attente vis-à-vis de gens à qui justement on ne demande jamais rien transforme du tout au tout les rapports entre individus. On sort de relations de compétition pour vivre des relations de coopération, même entre enfants.

Les plus déshérités peuvent en aider d'autres, encore plus déshérités qu'eux globalement ou non, mais ayant des besoins sur un plan particulier qui sont réalisables.

7. Demander l'aide du malade

L'entourage hésite parfois à demander de l'aide au malade. C'est dommage parce que le malade a besoin de se sentir utile et pris en compte. Peu importe son état; il peut aider de mille façons : donner un baiser, écouter quelques minutes les ennuis du parent à un moment où il en a la force et la disponibilité, participer à la vie familiale.

Si systématiquement on ne propose pas de responsabilité familiale au malade, il se retire petit à petit sans demander ce dont il a besoin, ce qui conduit l'entourage à le secourir encore plus. Au contraire, si l'entourage fait attention à ses propres besoins, cela permet au malade de prendre des initiatives et de demander à son tour ce dont il a besoin.

B. La transformation de la conscience de la victime

1. Prise de conscience de la victime

Pour Shakti Gawain, les gens cessent d'être victimes :
- si en mettant leurs problèmes sur le compte des autres cela devient tellement douloureux qu'ils ont le désir de changer; - ou s'il n'y a plus personne pour les sauver; et les autres se lassent de vous sauver au moment même où vous vous lassez d'être victime; l'abandon des deux rôles se fait en même temps.

La victime a d'abord à prendre conscience qu'elle est complètement responsable de la situation dans laquelle elle se trouve. Nous attirons les événements que nous aurions tendance à attribuer au hasard.

En voyant qu'il reste toujours un choix intérieur (par exemple par rapport à la peur d'être violé), la peur d'être à nouveau victime cesse. La peur intérieure créait, au contraire, la situation extérieure qui la reflétait et l'intensifiait, et nos sentiments négatifs attirent les choses négatives.

Cette attitude d'esprit est particulièrement importante face aux situations impossibles ou désespérées comme une maladie mortelle.

En rompant avec le modèle de la victime, on libère une abondante énergie créatrice et on se met à faire ce que l'on désire réellement au lieu de s'obliger et de se forcer à faire ce que l'on croit être son devoir. Si on ne s'en rend pas compte à temps, une série d'accidents ou de maladies tenteront de nous obliger à en prendre conscience. Ils servent à nous éduquer.

Il se produit chez la personne qui cesse d'être victime un renversement de croyances.

Comme victime, elle continue, comme cela lui a été appris dans l'enfance, à regarder à l'extérieur et à tout attendre de cet extérieur (pouvoir, richesse, guérison, amour...), à le critiquer lorsqu'il ne nous comble pas (attitude râleuse, contestataire, révolutionnaire...)

Elle se tourne dès lors vers l'intérieur, regarde en elle-même pour chercher ses réponses, en se reliant au cosmos; elle devient consciente que le pouvoir du cosmos est en elle et qu'elle peut attirer ce dont elle a besoin. Elle refuse de se voir elle-même ou les autres sans pouvoir. Une ancienne victime se rendant compte que le pouvoir repose en elle et qu'elle peut choisir de faire sa vie comme elle veut, retrouve sa liberté et sa puissance, en particulier par des visualisations créatrices. Elle se tourne vers le cosmos en elle-même, avant de chercher de l'aide à l'extérieur, ce qui n'exclut nullement, et au contraire, de recevoir de l'aide de l'extérieur.

2. Exercices pour développer sa capacité à ne plus être victime

Par écrit :

- Dressez la liste de tous les cas où vous vous sentez impuissant ou victime, classez-les par ordre de gravité décroissante. En méditation (en relaxation, les yeux fermés...), imaginez-vous dans la situation la plus grave d'impuissance. Ressentez la frustration, la faiblesse, le désespoir de votre vie, pendant quelques minutes.
- Imaginez-vous furieux, bouillonnant de rage, pour l'impuissance que vous avez éprouvée au cours de votre vie. Laissez votre colère fournir son énergie pour vous aider à ne plus jamais vous traiter vous-même ainsi.
- Voyez-vous rempli de force, de pouvoir, de créativité.
- Représentez-vous ayant le choix, voyez-le et éprouvez-le.

- Cherchez comment vous pourriez faire face à la situation d'impuissance dans laquelle vous vous trouvez, en acceptant toutes les idées ou images qui viennent.

- Répétez ces six points pour la seconde situation la plus grave, puis pour toutes les situations d'impuissance ou de victime que vous avez notées.

3. La revendication de maturité du malade

- Affirmer son autonomie résiduelle et s'exercer à son développement.
- Réclamer avec insistance la sincérité de ceux qui aident.
- Demander avec insistance à ne pas être sauvé. L'insistance est nécessaire face au sauveteur qui éprouve de la culpabilité quand il cesse de jouer ce jeu.

C. Assister une personne qui souffre

1. Ne pas avoir peur de sa propre douleur

Les personnes de l'entourage, en souhaitant que nous ne soyons pas exposé à la douleur, projettent leur propre peur de la douleur considérée comme inacceptable et, en disant "Oh! mon pauvre chéri" ou en montrant sur leur visage une crispation, elles augmentent la souffrance du malade en renforçant sa résistance et son angoisse. L'entourage transmet sa propre peur de la douleur, sa peur de la vie : "Tu dois avoir vraiment mal"; "Cela doit être horrible pour toi; ne veux-tu pas prendre un autre calmant ?".

2. Etre ouvert à notre propre souffrance

Lorsque nous assistons quelqu'un dans la souffrance, nous reconnaissons que l'unique travail à faire est un travail sur nous-même, en testant les limites de notre propre souffrance et en la comprenant, pour être disponible à ceux que nous aidons. On ne peut pas accomplir le travail d'autrui à sa place. Les personnes qui sont ouvertes à leur propre souffrance sont naturellement ouvertes à celle des autres, tandis que les personnes qui se sont caché à elles-mêmes leur souffrance ne font que jouer un rôle en attendant la première occasion pour fuir.

3. Donner de la tendresse

Des proches peuvent aider le malade à faire des exercices de visualisation. Cela est plus facile que seul, car il n'y a pas besoin de prendre seul la décision de commencer, ni de guider son propre exercice. D'autre part, le soutien et la voix des proches sont des éléments importants dans la diminution de la douleur. L'aide à la visualisation ne suggère pas la négation de la douleur mais déconcentre l'attention du malade de cette douleur. En reconnaissant la douleur, l'entourage se met en mouvement pour la diminuer. Dire au malade qui se plaint de souffrir "Oh ! n'y pense pas" est un déni sans empathie qui énerve en montrant notre non-compréhension, notre non- partage, notre non-amour, et qui accroît la douleur. Plus il y a de contacts physiques corporels (toucher, massages, caresses, câlins, être lavé, être nourri...) et vocaux, plus la douleur et la dépression diminuent. La tendresse met un baume sur la douleur; elle passe ainsi par la reconnaissance de la situation du malade, par sa compréhension, par l'aide active, par le toucher et par la voix.

La tendresse et son expression s'apprennent !... Frans Veldman a découvert pour cela la méthode de l'haptonomie que Marie de Hennezel applique à l'accompagnement de personnes en fin de vie.

4. Ménager une place dans son coeur

Entrons en contact avec la douleur d'autrui par l'amour et la compassion; c'est simplement l'ouverture d'un espace; c'est être là avec tendresse, sans fuir, notre main dans la sienne, partageant sa douleur sans nous refermer sur elle.

Ménager dans son coeur une place pour toute souffrance qui surgit dans l'ici et maintenant, sans différencier moi et l'autre, voilà ce qu'est la compassion. Lâcher prise à notre résistance à la souffrance permet de dialoguer avec elle et non d'en dépendre. Laisser pénétrer cette souffrance en nous opère une ouverture du coeur et nous renvoie à la vérité. Cela nous permet d'être totalement présent à ceux dont nous nous préoccupons dans l'amour. Mais pour être disponible à l'autre dans l'amour, il faut avoir dépassé la mort.

D. Conditions pour ne pas succomber au stress en aidant

1. Se purifier

On peut se purifier, en particulier si on est sensible aux échanges énergétiques subtils, par les moyens suivants :

- Ouvrir la fenêtre après une visite, respirer à fond et s'étirer;
- Se secouer la tête, les bras, les jambes, comme pour faire tomber la poussière ou les gouttes de pluie de soi. Se mettre au soleil;
- Faire brûler de l'encens ou utiliser un vaporisateur d'essence essentielle;
- Ecouter un morceau de musique;
- Faire couler de l'eau sur ses mains et ses bras;
- Prendre des douches fréquentes;
- Se relaxer;
- Se donner un temps de loisir, de contemplation des nuages, se faire plaisir en se faisant un café, etc.
- Imaginer que les rayons de soleil tombent sur soi, en pluie de printemps vivifiante, ou bien des pétales de fleurs, ou des flocons de neige (Anne Ancelin Schutzenberger);

- Utiliser la méthode DS de purification;
- Pour le chrétien, prier;
– Pour le musulman, se laver pieds et mains et faire l'une des cinq prières de la journée;
- Pour le bouddhiste, accomplir des méditations de purification;
- Pour l'hindouiste, accomplir des rituels de purification;
- etc.

2. Métaboliser l'angoisse reçue de l'autre

On peut éponger et métaboliser l'angoisse reçue de l'autre (malade, famille...) par la métacommunication et le partage du fardeau : en en parlant dans des groupes d'échange, des groupes Balint, des groupes de supervision et de contrôle...

3. Aider sans se sacrifier

Souvent les sauveteurs ne font pas attention à leurs propres besoins, mettant toute leur énergie à faire attention à ceux des malades.

Après des semaines pendant lesquelles ils se sont négligés, ils deviennent finalement si exigeants qu'ils se mettent en colère.

Une des meilleures façons d'éviter de devenir des sauveteurs est de faire attention à ses propres besoins et de les satisfaire. On doit apprendre à reconnaître ses désirs réels, puis à les exprimer.

Ne jamais oublier son propre droit à la vie et au bonheur. La seule façon d'aider vraiment les autres consiste à faire exactement ce que l'on veut faire. Ne pas dire "je devrais", car c'est alors la culpabilité et l'ego qui décident et non le cosmos. Il s'agit d'agir seulement d'après ce que l'on ressent, d'instant en instant; l'énergie du cosmos doit alors circuler en nous de façon spontanée et imprévisible. Faire confiance à son sentiment et donner librement quand on le sent, et s'en abstenir quand on se sent réticent, alors que l'on est normalement généreux.

4. Continuer à vivre sa vie pleinement

Il est nécessaire de continuer à vivre une vie pleine, de ne pas se sacrifier ou sacrifier ses proches, de garder un équilibre entre les demandes contradictoires et légitimes de la famille et de l'aide bénévole ou professionnelle. Il faut se développer et s'épanouir dans son activité d'aide, mais aussi en dehors, avoir d'autres centres d'intérêt dans la vie que l'activité d'aide (vie familiale, autres réalisations, art, hobbies...). Ceci est considéré comme fondamental pour le recrutement dans l'équipe de soins palliatifs de l'Hôpital de la Cité Universitaire à Paris.

5. Etre canal de l'énergie cosmique régénérante

Lorsque ce que nous donnons provient de notre ego superficiel et limité, lorsque nous donnons à partir de celui que nous croyons être, nous nous épuisons, car nous évoluons dans un cadre étriqué et manquons d'espace pour accueillir la souffrance d'autrui. Nous nous sentons isolés et luttons pour ne pas être submergés dans notre souffrance bien personnelle.

Quand le don vient de votre coeur et ne demande pas de sacrifice de votre part, vous savez que l'énergie cosmique passe par votre canal. Le cosmos ne suit pas de louables idées sur la façon dont les choses doivent être faites, ni des plans élaborés, ni nos opérations de sauvetage, mais il nous guide par des voies qui permettent à la lumière de passer.

En s'ouvrant à l'espace non duel, on participe à l'énergie cosmique inépuisable et on n'est pas épuisé, car on ne prend rien sur son énergie personnelle, en étant simplement canal.

Il y a deux façons d'offrir de l'eau à quelqu'un qui meurt de soif :

- Vous pouvez extirper de vos cellules le maximum de liquide pour le désaltérer, en vous desséchant et vous ratatinant en même temps. Vous aurez aidé une personne et vous en serez morte, ce qui vous empêchera d'aider quelqu'un d'autre, à moins que quelqu'un d'autre à son tour ne se dessèche pour vous, et que par bonne intention tous partagent l'enfer.

Ceux qui vivent dans un univers de manque, coupés de l'énergie universelle, et qui donnent trop d'eux-mêmes, se consument à donner.

- Vous pouvez plutôt vous rendre au puits, à la grande source de vie, et en ramener des seaux d'eau limpide à celui qui en a besoin, tout en découvrant qu'il reste plein d'eau pour étancher votre propre soif.

Ceux qui vivent dans un univers ouvert et infini, recevant en leur centre non duel l'énergie universelle de la source de vie, sont des canaux de cette énergie au profit des êtres; plus ils transmettent cette énergie, plus ils en reçoivent (Reiki), et plus ils sont régénérés par leur geste de don.

E. Auto-éducation pour devenir un aidant sain

C'est le problème de tous les professionnels de la relation d'aide (soignants, psychothérapeutes, aumôniers, travailleurs sociaux, éducateurs de rue...). Après l'enthousiasme du début d'exercice de cette vocation, ils se trouvent écrasés par le sentiment de leurs responsabilités, frustrés de travailler pour si peu de résultats et déchirés face à un échec.

Travailler en prenant un rôle de sauveteur entraîne, dans ces conditions, à la fois la rotation au rôle de victime (sentiment d'impuissance et état dépressif) et au rôle de persécuteur.

Pour éviter cette dégradation, il faut :

1. Prendre conscience de son attitude de sauvetage

Etre attentif aux symptômes de prise de rôle de sauveteur :

- avoir accompli plus de la moitié du travail;
- avoir fait quelque chose sans vouloir vraiment le faire (avec ennui, ou avec l'impression que cela ne mène à rien,

ou quand on est fatigué, ou parce que l'on n'est pas arrivé à l'éviter de peur de froisser la personne...);

- avoir un ressenti de colère ou de rancoeur envers la personne aidée. L'examen de conscience passe ensuite par 4 questions :

1° Ai-je décidé que je sais fort bien ce que vit le malade au lieu de le lui laisser définir ?

2° Est-ce que je crois que je sais quoi faire pour que le malade se ressaisisse et que je peux lui faire faire, au lieu de lui offrir un soutien et de le laisser décider de ses besoins ?

3° Est-ce que je crois que je connais la seule bonne façon de faire, et que j'en suis tellement sûr que je l'impose au malade

4° Quelles sont mes motivations ? Est-ce que je traite le malade de cette façon afin d'éviter mes propres sentiments ?

2. *Cultiver l'antidote*

Les rôles de sauveteur comme de persécuteur étant dénués de toute vertu thérapeutique, le thérapeute, pour en sortir, doit impérativement adopter la position existentielle "Je suis OK, vous êtes OK" et considérer la personne qui sollicite de l'aide comme un être humain capable de prendre le contrôle de sa vie. Ceci exige que je respecte la liberté de l'autre, malgré ses déterminismes karmiques négatifs, que j'accepte que le fruit ne soit pas encore mûr, tout en essayant de lui donner un peu de soleil pour mûrir.

Si on prend conscience que l'on porte secours au lieu d'aider, on peut commencer à changer en examinant ses propres besoins et sentiments.

Si cet auto-diagnostic ne suffit pas à expliquer le sentiment, il faut travailler sur son problème seul, avec des collègues ou avec son propre thérapeute. On ne doit pas laisser les sentiments de rancoeur s'accumuler en nous ou chez les autres, mais métacommuniquer dessus et encourager les autres à cette communication (issue de leur Adulte).

3. Prendre conscience de ses motivations égotiques à sauver les autres

Les sauveteurs ne voient pas combien ils ont besoin d'aide. Ils sont tellement occupés à aider les autres qu'ils ne voient pas leur souffrance à eux; et s'ils commencent à percevoir leurs propres sentiments, ils les étouffent en trouvant à s'occuper de quelqu'un d'autre. On se pose en sauveteur parce que l'on craint d'être abandonné par les autres.

4. La souffrance est en nous

Comprenons que la souffrance dans le monde n'est pas séparée de nous et que nous ne pouvons pas la renier. Quand nous voyons quelqu'un souffrir ou se sentir désespéré, sachons que cette souffrance ou ce désespoir sont aussi en nous. Nous ne serions pas amenés à aider cette personne si nous ne nous identifiions pas à elle et si nous ne ressentions pas un désespoir semblable. L'énergie est bloquée aussi bien pour la victime que pour le sauveteur; et elle restera bloquée aussi longtemps que les gens croiront voir le problème ou la solution chez les autres.

Reconnaître que la souffrance des autres est aussi en nous, nous rend frère et nous évite de prendre l'attitude de sauveteur extérieur.

5. Prendre soin de soi-même

Nous avons à nous sauver nous-mêmes. Nous prenons la responsabilité de notre propre souffrance et entrons en contact avec la puissance du cosmos en nous pour qu'il aide a notre guérison. Victimes et sauveteurs ont également besoin d'aller en eux-mêmes pour demander à être guidés. "Cosmos (ou Bouddha, ou Dieu...), aide-moi à transformer cette situation, aide-moi à me guérir afin que je puisse être un canal pour la lumière". Au lieu de se concentrer sur l'autre, il s'agit d'admettre son propre sentiment d'impuissance et de demander à être guidé et aidé.

Le sauveteur doit penser à prendre soin de lui-même, ce qui est la seule chose qui pourrait faire circuler l'énergie et transformer la situation. Le sauveteur doit rentrer en lui pour s'occuper de sa propre guérison et s'apercevoir que quelqu'un est là pour lui : lui-même. Et quand on se soutient soi-même émotionnellement, les autres le reflètent en nous donnant énormément d'amour et de soutien.

Mais la peur et la culpabilité ressortent alors : "Est-ce que je mérite vraiment de garder du temps pour moi ? Qu'arrivera-t-il aux gens qui ont besoin de mon aide ?". La culpabilité cessera seulement en voyant les résultats : les gens que l'on voulait sauver se mettent à prendre soin d'eux- mêmes. Alors on se sent mieux.

6. Ne pas vouloir aider

Le pire est d'aider par pitié et avec pitié. La pitié est d'aborder la souffance d'autrui avec angoisse; et lorsqu'on est motivé par la pitié, on est motivé par un égoïsme intense. On agit alors sous l'effet de la peur et de l'aversion éprouvée dans la confrontation avec la détresse d'autrui. On désire alors soulager son malaise pour soulager le sien propre. Faire la grimace face à la souffrance du malade n'est guère secourable. Résister à la souffrance qui nous entoure dessèche le coeur. La pitié renforce la peur et le sentiment de séparation. Il ne faut pas chercher à rendre quelqu'un ou quelque chose différent de ce qu'il est.

Mais comment aider ? Surtout en n'essayant pas d'aider (pas d'attitude de sauvetage). L'idée d'aider prend alors la place de la réalité vivante. Vouloir être celui ou celle qui aide est se servir de l'autre pour renforcer sa propre image et pour se persuader qu'on vit celui que l'on croit être. L'aumônier des loubards, le père Guy Gilbert, dit qu'il ne faut surtout pas chercher à travailler pour les aider; ils viendront à vous si c'est votre vocation; il ne s'agit pas d'aider de façon volontariste, mais de répondre aux demandes de la situation.

Accepter de prendre le risque de dire "non" vaut mieux que de soutenir une forme d'impuissance de la victime.

Alors, en faisant confiance à notre sentiment et en "n'aidant pas", on aide en fait notre ami à mieux découvrir sa propre puissance.

Les gens sont naturellement coopérants et prêts à s'entraider par solidarité et amour. Il n'est pas rare qu'une personne ait besoin d'aide et qu'une autre soit prête à lui en offrir. C'est une aide saine et positive. L'expérience de la coopération peut procurer de grandes joies et des satisfactions profondes.

Un des pièges du travail d'accompagnement des mourants est notre tendance à projeter notre mort sur autrui. Personne ne peut mourir à votre place.

Il n'y a pas besoin d'être actif. Il ne faut pas avoir peur de son incompétence. Avec des patients gravement atteints, ce n'est pas à vous de faire quelque chose; la seule chose que nous puissions faire est de nous mettre en retrait, de sorte que la réponse appropriée au moment présent puisse se manifester; il s'agit de mettre notre ego en retrait.

Vous n'avez personne à sauver, excepté vous. Vous n'êtes pas là pour sauver le mourant, mais pour ouvrir un espace dans lequel il puisse faire ce dont il a besoin, sans que vous affectiez le moins du monde son processus.

Travailler avec un mourant signifie travailler sur soi-même. Il ne faut pas chercher à préserver un rôle particulier, mais mourir à ce rôle car l'attachement à notre image de nous-mêmes s'effondre lorsque nous mourons. Accompagner l'autre est une puissante opportunité de travail sur soi-même.

F. Etre au lieu d'aider

1. L'atttitude d'écoute d'après Rogers

L'histoire de l'attitude d'écoute par l'entretien non directif est ancienne. Le dialogue de Socrate en est une première approche. Puis la cure analytique de Freud s'en approche par la non-intervention de l'analyste et son écoute flottante, et par la règle de base de l'analyse pour le patient de dire sans omission tout ce qui lui passe par la tête; mais il manque à l'analyste la chaleur de l'empathie. Enfin la non-directivité a été mise au point par Carl Rogers, psychanalyste qui a remplacé en cela l'approche analytique classique pour des psychothérapies, et l'a étendue au groupe, à la relation pédagogique, à la relation d'aide... Max Pagès a fait connaître cette approche en France.

a) Les effets pour le malade

1° Recueil d'informations justes et profondes. L'attitude non directive permet de laisser s'exprimer le malade et de recueillir des informations justes et profondes. "Si tu veux connaître un homme, fais-le parler. Par ses dires, tu sauras qui il est, quand même il serait voleur adroit et averti, prêt à retenir intentionnellement ses paroles afin de ne pas se démasquer..." (Rûmi, *Le Livre du Dedans*).

2° Pédagogie d'auto-responsabilisation et d'auto-orientation. L'attitude non directive est une pédagogie d'auto-responsabilisation et d'auto-orientation.

Elle joue un rôle de catalyseur des forces créatrices et régénératrices du malade. L'aide que l'on fournit dans l'entretien non directif, par la présence à l'écoute compréhensive, agit comme un catalyseur qui permet au patient de trouver sa vérité et sa solution. C'est l'aider à s'aider. Cela exige la patience de prendre le temps nécessaire sans avoir peur de patauger et de tourner en rond, passage nécessaire pour décoller.

Le malade peut alors exprimer ce qu'il a sur le coeur, trouver en lui-même les forces de consolation, ainsi que les ressources de réflexion et de créativité. Ayant une meilleure compréhension de lui-même, il fait cesser ses projections qui recherchent des boucs émissaires. Sa pacification intérieure entraîne une très forte baisse de la douleur mentale et une baisse de la douleur physique. Enfin, il découvre des solutions créatives et prend des décisions avec une ferme motivation.

b) Les outils verbaux et non verbaux

Il vaut mieux ne pas utiliser ces outils tant qu'ils ne sont pas devenus spontanés, c'est-à-dire tant qu'ils ne correspondent pas à une attitude intérieure, car cela serait ressenti à juste titre par le malade comme une manipulation et serait pire qu'une attitude non hypocrite manquant d'écoute.

1° Le silence d'écoute

Il s'agit de se taire (comme c'est difficile !) en étant présent, silence plein de communion et de réflexion, non gêné, non ironique, chaleureux... Une règle est de ne jamais couper la parole au malade et de lui laisser le temps pour des silences de réflexion.

Les attitudes non verbales d'écoute sont intuitivement perçues par le malade : position du corps (buste, bras, jambes...), regard attentif et plein de compassion, visage neutre, non jugeant et aimant (sourire de partage sans ironie), gestes spontanés d'écoute (hochement de tête...), gestes d'amour, de communion et non de pitié ou paternalistes (prendre la main...).

2° Les miroirs

Le sage est semblable à un miroir : tu vois en lui ta propre image.

Rûmi (*Le Livre du Dedans*)

Les miroirs verbaux renvoient à l'autre ce qu'il a dit et pense. En cours d'entretien, il ne faut rien dire avant d'avoir vérifié que le malade fait un silence vide. L'intervieweur non directif ne doit rien dire de nouveau ni sur le fond ni sur la forme (il est par exemple interdit d'utiliser un mot non déjà prononcé par l'interviewé). Il doit, par contre, aider l'expression du malade et le relancer par des reformulations (fin de phrase signifiante et non achevée, dits antérieurs...). Le miroir permet aussi d'approfondir, par une stratégie de reformulations bien choisies, par des comparaisons entre des dires apparemment contradictoires ou en exploitant les failles du dit et du non-dit.

On peut aussi aider en faisant une synthèse, un résumé rapide et fidèle de ce qu'a déjà exprimé le malade, pour avoir une idée globale de l'endroit où l'on en est, pour faire le point et l'aider à redémarrer dans d'autres directions qu'il trouverait, pour aller plus loin en approfondissant des pistes déjà esquissées, ou pour vérifier que tout a été suffisamment dit.

On peut même aller jusqu'à une formulation interprétative de ce que ressent implicitement l'autre. Mais si c'est faux, cela devient directif, et il vaut mieux s'abstenir si on n'a pas suffisamment de sensibilité et de maturité.

Il y a aussi des miroirs non verbaux : une attitude physique d'ouverture entraîne par induction une ouverture du malade; ne pas sourire en miroir à une plaisanterie du malade ne prouve pas la non-directivité, mais l'absence due à une raideur crispée.

Le thérapeute peut aussi faire des miroirs verbaux ou non verbaux de ses sentiments congruents et authentiques.

Le psychanalyste ou le sage vont encore plus loin et, par la transparence de leur miroir sans la moindre poussière, permettent transferts et projections qui, analysés, deviennent pour le patient une voie de connaissance de son être profond.

c) L'attitude intérieure d'écoute compréhensive

Elle se compose de l'attention positive, de l'empathie et de la congruence.

1° L'attention positive. Le thérapeute accorde une valeur positive à toutes les manifestations de la personnalité du malade. Il se base sur la certitude optimiste que le noyau intime de la personnalité est de nature positive. Rogers rejoint en cela Jung et Maslow ou Assagioli (psychologie transpersonnelle), contrairement à Freud. Le développement de la personne pour Rogers vient de la valeur positive de l'expérience de soi, qui est l'expérience d'un changement qui se guide elle- même, et a besoin de l'attention positive de la part d'autrui et envers autrui, inséparable de la construction d'une relation positive à soi-même.

2° L'empathie (neutralité avec amour).

Rogers la définit ainsi : "Le fait d'être empathique consiste à percevoir le cadre de référence interne d'une autre personne avec exactitude et avec les composantes émotionnelles et les significations qui s'y attachent, "comme si" on était l'autre personne, mais sans jamais perdre la condition comme si, sinon il s'agit d'une identification."

C'est un accueil de l'autre tel qu'il est, en mettant entre parenthèses son propre système de valeurs (idéologie, opinions...). C'est une acceptation inconditionnelle de l'autre.

C'est aimer l'autre tel qu'il est, dans son diamant comme dans son apparence et ses défauts.

L'empathie n'est pas une projection contrairement à la sympathie et à l'antipathie. C'est une neutralité, mais avec amour, au contraire de l'apathie (indifférence).

L'empathie, rendue possible par le dépassement de l'ego, permet une compréhension intuitive de l'autre jugée paranormale : "Le Sheikh Sarrazi était assis au milieu de ses disciples. L'un d'eux eut envie de manger de la tête de mouton rôti. Le Sheikh fit signe qu'on lui en apportât. Les disciples demandèrent : "O Sheikh, comment sais-tu qu'il a envie de tête de mouton rôti ?" Le Sheikh répondit : "Parce que depuis trente ans je n'ai plus de besoins, et je suis devenu pur de tous désirs et clair comme un miroir uni et sans images. Lorsque l'idée d'une tête de mouton rôti m'est passée par la tête, j'ai su par qui ce désir m'était suggéré. Je suis un miroir sans images : si dans le miroir une image apparaît, elle est suscitée par quelqu'un d'autre" (Rûmi, *Le Livre du Dedans*).

3° La congruence. La personne aidée est en état d'incongruence, de non-unité et de non-cohérence intérieure, et le thérapeute doit être congruent dans sa relation à la personne aidée, c'est-à-dire unifié, entièrement présent ici et maintenant dans la relation, sans être défensif à l'égard de ses propres sentiments envers le client ou d'une conception idéale de cette relation, authentique dans ce qu'il est et vit.

Rogers définit ainsi la congruence : "l'attitude ou le sentiment que j'éprouve, quels qu'ils soient, sont en accord avec la conscience que j'en ai. Quand tel est le cas, je deviens intégré et unifié, et c'est alors que je puis être et que je suis au plus profond de moi-même." Quand mon attitude est congruente, aucun sentiment qui se rapporte à cette relation n'est caché ni à moi-même ni à l'autre.

Le thérapeute ne doit pas avoir de crainte ou d'hostilité à l'égard de la personne aidée, car alors l'acceptation inconditionnelle et la compréhension empathique apparaîtraient comme hypocrites à cette dernière. Il vaut mieux alors qu'il lui exprime ses sentiments véritables. Cette dimension de la non- directivité est ainsi éthique.

d) Les dix qualités à développer

Pour pouvoir assumer une relation d'aide, il faut développer les qualités suivantes :

1° Etre perçu comme digne de confiance.

Arriver à avoir une attitude qui puisse être perçue par autrui comme digne de confiance, sûre et conséquente. Etre digne de confiance n'exige pas que je sois conséquent d'une manière rigide (toujours à l'heure à un rendez-vous...) mais simplement que l'on puisse compter sur moi comme sur un être réel. Cela revient à être et à être congruent, et ceci est perçu par autrui comme sécurisant.

2° Communiquer sans ambiguïté l'image de la personne que je suis.

Arriver à ce que l'expression de moi-même soit telle que je puisse communiquer sans ambiguïté l'image de la personne que je suis. Si mon attitude reflète l'agacement que j'éprouve vis-à-vis de quelqu'un mais que je n'en suis pas conscient, ma communication comprend des messages contradictoires. Mes paroles communiquent un certain message, mais je communique aussi d'une manière détournée l'agacement que j'éprouve, ce qui crée une certaine confusion chez l'autre personne et la rend moins confiante. Cela arrive lorsque j'omets d'écouter ce qui se passe en moi, à cause de ma propre attitude de défense qui m'empêche de discerner mes propres réactions. Il est toujours plus sûr de se montrer tel que l'on est. Il s'agit de s'accepter tel que l'on est et de permettre à l'autre personne de s'en rendre compte. En étant affectivement conscient de mes propres sentiments et en les acceptant, je suis alors capable de former une relation d'aide envers quelqu'un d'autre.

3° Eprouver des attitudes positives envers l'autre (chaleur, attention, affection, intérêt, respect...).

Nous avons une certaine crainte à l'égard de ces sentiments, car nous redoutons d'être pris au piège si nous nous laissons aller à éprouver librement des sentiments positifs de ce genre envers une autre personne, car cela peut nous conduire à des exigences vis-à-vis de nous-mêmes, ou à une déception dans notre confiance. Aussi par réaction, nous avons tendance à établir une distance entre nous-mêmes et les autres, une réserve, une attitude "professionnelle", une relation impersonnelle et bureaucratique considérant l'autre comme un objet.

4° Avoir un moi fort et indépendant.

Acquérir une personnalité assez forte pour être indépendant de l'autre. Il s'agit de respecter bravement mes propres sentiments, mes propres besoins aussi bien que ceux de l'autre, de considérer mes propres sentiments comme quelque chose qui m'appartient en propre, indépendamment des sentiments de l'autre et en étant capable de les exprimer éventuellement. Il s'agit d'avoir un moi assez fort pour ne pas être déprimé par la dépression de l'autre, angoissé par son angoisse, englouti ou absorbé par sa dépendance, détruit par sa colère, réduit en esclavage par son amour, afin d'exister en dehors de l'autre, avec mes sentiments et mes droits propres. En ressentant la force que j'ai d'être une personne séparée, je peux me consacrer plus entièrement à comprendre et accepter autrui, car je n'ai plus la crainte de me perdre moi- même.

5° Avoir une sécurité interne forte.

Cela me permet d'être indépendant et me rend capable d'accorder à l'autre la liberté d'être, de lui permettre d'être ce qu'il est : sincère ou hypocrite, infantile ou adulte, désespéré ou présomptueux...

L'inverse serait de ressentir que l'autre doit demeurer quelque peu dépendant de moi, suivre mes conseils, me prendre pour modèle... Il s'agit de laisser au client la liberté de développer une personnalité différente de celle du thérapeute.

6° Entrer dans l'univers d'autrui en perdant tout désir de juger et d'évaluer.

Il s'agit de se permettre d'entrer complètement dans l'univers des sentiments et des conceptions de l'autre et de les voir sous le même angle que lui, de s'y mouvoir librement avec sensibilité, avec précision pour saisir non seulement les conceptions de son expérience qui sont évidentes pour lui mais aussi celles qui sont implicites et qu'il ne voit qu'obscurément et confusément. La compréhension empathique permet ainsi de saisir et de formuler clairement le sens que l'autre a éprouvé, mais qui était resté pour lui vague et confus.

7° Accueil inconditionnel.

Il s'agit d'accepter toutes les facettes que me présente l'autre, de le prendre tel qu'il est, et de lui communiquer cette attitude.

Il ne s'agit pas de l'accueillir conditionnellement en acceptant certains aspects de ses sentiments et en en désapprouvant d'autres tacitement ou ouvertement. Lorsque cela arrive, c'est parce que j'ai eu peur et que je me suis senti menacé moi-même par quelque aspect de ses sentiments; il faut alors me développer moi-même et accepter ces sentiments en moi.

8° Agir avec assez de sensibilité pour que mon comportement ne soit pas perçu comme une menace.

Si l'autre est libéré aussi parfaitement que possible de toute menace extérieure, il pourra commencer à éprouver et à affronter ses conflits internes qui lui apparaissent menaçants.

9° Ne pas juger l'autre, même dans mon for intérieur.

Il s'agit de libérer l'autre de la crainte d'être jugé par les autres (menace particulière).

Un jugement positif est aussi menaçant qu'un jugement négatif, car dire à quelqu'un qu'il agit bien suppose qu'on a aussi le droit de lui dire qu'il agit mal. Les jugements sociaux extérieurs peuvent avoir une utilité sociale, mais ne favorisent pas le développement de la personnalité.

L'absence de jugement de valeurs permet à l'autre de reconnaître que le centre de la responsabilité réside en lui-même et de se libérer en prenant ses propres responsabilités.

10° Voir l'autre comme une personne en devenir.

Ne pas être ligoté dans ma perception par son passé et par le mien. Si je vois l'autre comme quelqu'un de figé, diagnostiqué, classé, étiqueté, déjà formé par son passé, je contribue ainsi à confirmer cette hypothèse limitée. Si, dans ma relation, je traite l'autre comme un enfant immature, un élève ignorant, un voleur ou un criminel, une personnalité psychopathique, un malade impossible, je crée des limites à ce que peut être notre relation.

Si j'accepte l'autre comme un processus en devenir, alors je l'aide à confirmer ou réaliser ses potentialités. Il s'agit d'accepter toutes les potentialités de l'autre, de reconnaître en lui la personne qu'il devait devenir dès sa création, de le confirmer en moi-même d'abord, puis en lui, par rapport à ces potentialités qui peuvent maintenant se développer et évoluer.

2. *Accompagner*

a) L'écoute du mourant

Cette écoute particulière exige des qualités d'être qui englobent l'attitude rogérienne mais qui sont aussi spécifiques. Laissons Marie de Hennezel en énoncer quelques-unes :

1° "On n'écoute vraiment quelqu'un que si l'on a conscience d'être en présence d'un mystère vivant, c'est-à-dire si l'on a conscience des limites de notre compréhension."

2° "Pas n'importe quelle écoute. L'écoute de ses besoins, de ses peurs, du non-dit, de l'inconscient."

3° "Plus notre présence est transparente, plus l'autre a d'espace pour s'exprimer, pour être."

4° Ne pas "prétendre savoir ce qui est bon pour l'autre." Accompagner n'est pas guider, en fonction de ses propres représentations de la mort. Cette attitude d'empathie demande à la fois l'humilité et le courage de laisser tomber ses propres béquilles pour accepter de porter, avec l'autre, la mort, au niveau qu'il choisit.

Mais cette empathie se base aussi sur notre confiance inconditionnelle dans les ressources intérieures de l'autre, dans sa force profonde dont il peut ne pas être conscient lui-même, dans sa lampe intime et secrète qui veille au fond de la nuit la plus obscure. C'est le Soi non duel que chacun porte. Cette confiance est fondée sur notre propre expérience et sur les miracles que nous avons constatés chez les autres, en particulier à l'approche de la mort.

b) Etre avec, et avec amour

Accompagner, c'est être avec, sur le même chemin, qui aboutit à la mort pour l'un des deux compagnons et qui laisse l'autre au bord d'une faille infranchissable pour lui à ce moment-là.

Accepter la mort de l'autre est une condition indispensable pour pouvoir réaliser un accompagnement véritable. Il faut que le mourant sente qu'on ne le retient pas et qu'on accepte son départ. Accepter la mort de l'autre est une condition primordiale pour donner une vraie présence. Toute bonne volonté et toute générosité seraient stériles sans cette acceptation. Retenir celui qui s'en va, et que l'on n'a pas les moyens de guérir, est au contraire une preuve d'égoïsme et non d'amour. On ne rend pas alors inefficace par notre attitude tout le travail de détachement, de dépouillement qui se fait chez lui à la proximité de son trépas.

Mais il faut en même temps qu'il sente qu'on l'aime. Le mourant ne doit pas être envahi du soupçon destructeur que l'autre est content qu'il meure. Pour cela les deux compagnons doivent nécessairement bien se connaître et avoir confiance l'un en l'autre; tout doit être clair entre eux.

c) Le temps juste de l'accompagnement

Marie de Hennezel attire l'attention sur le fait que "la mythologie grecque connaissait, à côté de Kronos, le dieu du temps qui dévore, un certain Kairos, le dieu du moment juste, du moment opportun. Confrontés comme nous le sommes à la mort dans tout ce qu'elle peut avoir de dévorant et d'angoissant, le recours à Kairos est très précieux. Quand on a le sentiment d'avoir vécu un moment juste, c'est très réparateur... Kairos gouverne tous ces moments où, justement, on a l'impression que le temps est suspendu ! La souffrance liée à l'attente, au sentiment insupportable de ne pas contrôler le temps, ne peut trouver son apaisement que dans la découverte de ces moments hors du temps."

Ce temps hors du temps est celui de l'expérience transpersonnelle, de l'expérience du Soi, parfois partagée avec un autre.

Revenons aux sources grecques pour mieux comprendre l'attitude juste à avoir. C'est Des Places qui nous les fournit.

D'abord sur le plan iconographique Kairos avait un autel, ayant la forme d'un dé, à Olympie. A Sicyone, Lysippe avait sculpté un Kairos avec des ailes sur le dos et aux pieds, tenant dans ses mains une balance et un rasoir; enfin un relief de Turin représente le dieu avec une chevelure abondante sur le front mais chauve à l'occiput.

Que nous disent ces symboles ? Ses deux paires d'ailes doivent en faire un être extrêmement rapide, un dieu de l'effort momentané, de l'action instantanée. Il est signifiant que son culte se soit développé à Olympie où les coureurs cherchaient la victoire par leur vitesse. Cela est confirmé par l'interprétation classique du relief de Turin : l'occasion se prend aux cheveux et, si on la laisse passer, il ne reste rien à saisir. Enfin le socle en forme de dé semble faire dépendre le résultat non de la réflexion mais du hasard, dont l'autre nom est la grâce ou la synchronicité, harmonie dans un espace-temps juste, action qui se situe dans l'ordre du monde, dans le Tao.

Il y a un autre axe complémentaire d'interprétation. Kairos ressemble à Hermès avec ses ailes aux pieds, mais il a en plus des ailes dans le dos comme un ange. C'est donc un double Hermès, médiateur entre la terre et le ciel, entre la vie et la mort, plus qu'entre les hommes, avec un rôle de psychopompe. Il a comme attribut la balance, l'équilibre, la justesse, sans doute plus que la justice. Mais il a aussi, comme autre attribut, le rasoir qui tranche, qui coupe. Comment ne pas penser à la troisième Parque qui coupe le fil de la vie, filé par la seconde Parque, représentée elle par l'attitude juste de la balance ! Comment aussi ne pas voir une convergence avec l'Hermès égyptien, Trismégiste, lui triple et non pas double, trois fois grand, et son correspondant égyptien, le dieu Thot qui préside à la pesée de l'âme du défunt. Kairos là encore a un rôle de psychopompe, d'accompagnateur du mourant; c'est bien l'archétype de l'accompagnateur de personnes en fin de vie.

Passons maintenant à l'analyse linguistique à partir du matériel fourni par Des Places. Suivant les époques et les contextes, le mot "kairos", ignoré par Homère mais utilisé d'Hésiode aux stoïciens, peut avoir les sens suivants : le juste point, la proportion, la mesure, l'à-propos, le rien de trop, le moment juste, le moment favorable, l'occasion, la circonstance appropriée, l'instant propice, la morale de l'occasion... C'est donc une qualité de temps (temps de guerre ou temps de paix par exemple). Cela aboutit à la constation du professeur Aubenque que les stoïciens "refusent de s'évader dans l'éternel et plaident pour l'instant opportun, c'est-à-dire pour la plénitude et la totalité achevée du présent."

En faisant la synthèse des approches iconographiques et linguistiques, je vois aussi, dans la notion de Kairos, un seuil précis, une porte ouverte, au moment juste, comme on le retrouve des contes de fées au processus d'individuation et à la synchronicité. C'est le temps vertical du passage, le temps mystique, le temps transpersonnel, le temps hors du temps quantitatif, la plénitude de l'ici et maintenant.

On doit comparer Kairos à Kronos et à Aïon. Kronos, le temps, dans le mythe, dévore ses enfants jusqu'à ce que la ruse de Gaïa, la Terre, permette la naissance de Zeus. C'est le temps linéaire, irréversible, phallocrate, horizontal, arithmétique, quantitatif, mesurable... Aïon, mot connu d'Homère, est le temps en tant que sens de la continuité, durée vécue existentielle, temps bergsonien, je pourrais dire le temps vivant, le temps biologique, le temps du soleil, de la lune et des étoiles, le temps cyclique, le temps féminin. Le terme français "ère" signifie pour Jung, qui a pris le nom d'Aïon comme titre d'un de ses livres, un long espace de temps, une éternité.

Revenons à l'application de Kairos à l'accompagnement des personnes en fin de vie.

La compréhension d'un temps qualitatif a d'abord trois conséquences quantitatives.

- L'accompagnement ne se place pas dans un temps ordinaire, car nous n'avons pas tout notre temps... Comme le fait remarquer Marie de Hennezel, l'incertitude sur le moment de la mort "nous demande d'être disponibles, de savoir saisir la perche si elle nous est tendue, de savoir la tendre au patient si le moment favorable se présente."

- Il ne s'agit pas, malgré cette disponibilité et justement pour cette disponibilité, d'être toujours avec la personne en fin de vie. Cela serait un essai de sauvetage qui tournerait au naufrage mutuel. L'accompagnateur a aussi sa vie et ne peut aider que s'il est lui-même équilibré.

- Enfin il ne s'agit pas obligatoirement d'être là au dernier souffle. Johanne de Montigny remarque que "ne pas être là au bon moment représente pour certains une forme d'échec, donne l'impression d'avoir quelque part failli à leur tâche d'accompagnants." La présence permanente pour ne pas manquer "le moment" présente un risque élevé d'échec, ne serait-ce que par un assoupissement juste alors ! Le moment le plus important de l'accompagnement n'est pas forcément le dernier. Une communication qualitativement forte à un moment antérieur à la mort peut permettre à celle-ci de se dérouler pour le mieux, dans la paix que cette relation a pu amener. Et pour le reste, la disponibilité, la synchronicité et la grâce en décideront.

Mais la compréhension de ce temps qualitatif a surtout une importance qualitative, dans la présence ici et maintenant et l'attitude d'écoute.

3. Etre présent

a) L'état de présence

"Le sens profond de l'accompagnement consiste justement à être présent à l'autre dans ce qu'il vit", dit Johanne de Montigny; et Marie de Hennezel précise que le mourant "désire notre présence silencieuse, une présence qui symbolise la sécurité, l'accompagnement, la vie, la continuité... Plus on approfondit la qualité de la présence, plus on permet à l'autre de se transformer, d'évoluer sur son propre chemin".

Stephen Lévine va plus loin que l'empathie rogérienne et atteint à une profondeur d'être et de partage peu commune.

On aide réellement en étant simplement présent, à l'écoute de la personne et de la vérité de cet instant, avec une conscience qui ne sépare pas la mort de la vie, qui ne vive pas de concepts et d'ombres, mais dans l'expérience directe du courant de la vie. Si cela fait mal, cela fait mal. Si cela vous rend heureux, cela nous rend heureux. Etre simplement, avec un coeur disposé à contenir la joie ou la peine de l'autre.

b) Le toucher

La présence effective s'exprime aussi à travers des gestes simples de confort (toilette, massages...), des visites fréquentes avec de petites attentions (fleurs..), car le geste le plus élémentaire est support de relation et de dialogue.

Les multiples techniques de massage apportent des touchers spécifiques, thérapeutiques ou hédoniques. Le toucher peut être un support de transmission énergétique comme avec le Reiki. Ces approches permettent, selon M. de Hennezel, de "ritualiser leur soutien affectif".

Mais le toucher gratuit, non justifié par un soin quelconque, est la voie royale de l'expression d'une présence de tendresse. Cela peut être l'haptonomie de Frans Veldman ou l'approche de Marie de Hennezel qui en dérive, le toucher dans l'analyse psycho-organique et la psychologie biodynamique de Gerda Boyesen, le toucher par la méthode de validation de Naomi Feil pour les vieillards dépendants, etc...

Voici le sens profond du toucher tel que l'exprime Marie de Hennezel dans la relation d'accompagnement : "Quel message nos mains transmettent-elles ? Confirment-elles la personne atteinte dans sa déchéance corporelle, dans son vécu de destruction, ou au contraire lui font-elles sentir qu'elle est infiniment précieuse ?" Elle note que l'on est blessé quand on est traité comme une chose, comme un objet, alors que lorsqu'on se sent touché comme sujet, comme personne, au-delà du corps, on sent au-dedans de soi cet espace d'amour et de lumière qui fait que l'on se sent vivant même si on va mourir bientôt. Un tel toucher permet "parfois de véritables transfusions de sérénité. La personne accède à une perception plus élevée d'elle-même et, quand l'échange devient une communication d'âme à âme, elle atteint un niveau de conscience différent. Elle vit alors une sorte d'élargissement, de dilatation de son espace psychique, dans une abolition des limites spatio-temporelles, connaissant en quelque sorte un avant-goût de l'infini et de l'éternité." M. de Hennezel est bien consciente qu'il peut se vivre, à partir de cette présence à travers le toucher et le coeur, une expérience transpersonnelle partagée du Soi, je dirais comme dans certaines rencontres amoureuses.

4. Etre Un avec l'autre

Cela ne veut pas dire que l'accompagnant s'identifie projectivement au malade, et encore moins qu'il en porte les symptômes.

a) L'attitude

Stephen Lévine montre la voie de l'attitude nécessaire à cette communion. Observons l'illusion conditionnée de la séparativité qui nous maintient égarés dans la dualité, en dissolvant cette séparativité et en devenant Un avec l'autre. Si on éprouve une dissociation d'avec l'autre, on renforce sa propre dissociation et sa souffrance. Plus on s'ouvre à un être, lors de n'importe quelle rencontre de la vie (chauffeur de taxi, serveur de restaurant, mourant...), en lâchant prise à ce qui empêche un contact du coeur, plus on s'ouvre à son propre être, et plus on partage l'essentiel. Prendre soin de quelqu'un, c'est devenir un avec lui.

Nous devons entrer dans le feu qui consume nos attachements au lieu de nous rétracter sur notre ego, nous autoriser à mourir avec l'autre, en entrant dans le royaume partagé de l'être. C'est en mourant à son particularisme, en faisant l'expérience de cette unité, de ce contact avec le transpersonnel non duel de l'immortalité, que se dissipe l'angoisse de la perte; éprouver que l'on fait partie de tout est une expérience qui anéantit la mort. Lorsque notre précieuse personnalité s'efface, il n'y a plus d'autre; seul reste l'être à partager, l'Un à partager. Autrui n'existe pas : il n'y a que l'être vécu de différents points de vue.

Lévine propose deux supports pour vivre cette attitude de partage de l'être, par la respiration et par le message silencieux.

b) Des supports

1° Partage de l'être par la respiration.

Respirer avec le patient (averti et consentant pour une expérience), en observant les mouvements de son abdomen afin d'accorder le rythme de sa propre respiration à celui du malade. Respirer sa respiration. Puis après quelques respirations communes synchronisées, laisser échapper sur l'expir un "Ahhh" profond et audible. Le malade peut s'y joindre s'il le désire. On peut partager ce "Ahhh", de 20 minutes à une heure, jusqu'à ce qu'il y ait fusion dans l'immensité. "Ahhh" est le grand cri du lâcher-prise. Les deux êtres se rencontrent alors dans l'unité d'une profondeur et d'une simplicité surprenantes. Le malade n'a pas besoin de faire autre chose que d'être ce qu'il est et de se permettre de recevoir ce qui lui est offert.

En outre, cela produit une relaxation qui dissout les tensions et la souffrance; si le malade se réveille ensuite en pleine nuit en souffrant, il pourra, avec ce "Ahhh" déjà expérimenté, créer un espace dans lequel il pourra vivre son épreuve.

2° Partage de l'être par le message silencieux.

On peut alors s'adresser silencieusement au malade ou au mourant, lui parler du fond de son coeur sans prononcer aucune parole à voix haute, lui dire ce qu'il attend, comme par exemple l'autoriser à mourir. Et le message passe ! de coeur à coeur... Les grands malades sont d'une certaine manière sensibles à un contact aussi subtil. "Cette forme de langage à travers le coeur était tellement utile que même les patients agités, constamment en mouvement dans leur sommeil, se calmaient lorsque quelqu'un près d'eux leur envoyait à travers son coeur des messages silencieux d'amour et de compréhension. Même certains comateux ont paru se calmer... L'attitude, l'amour et la bonté généraient une acceptation du moment, si vaste que la personne y trouvait l'espace d'être ce qu'elle avait besoin d'être."

"En vous exprimant à partir du coeur, vous transmettez de l'amour, et non votre besoin ou votre désir que les gens soient autrement que ce qu'ils sont."

Sans idée de mourir ou d'aider, deux êtres deviennent Un, et chacun se sert de l'autre comme d'un miroir pour y démasquer ses peurs et ses attachements afin de parvenir à les dépasser.

BIBLIOGRAPHIE

Cette bibliographie se rapporte aux thèmes traités dans cet ouvrage; elle est à compléter par celle donnée dans l'autre ouvrage de Michel Bon, *Morts extra-ordinaires, expériences transpersonnelles de la mort.*

ABIVEN Maurice Dr : *Humaniser l'hôpital*, Fayard.

ABIVEN Maurice Dr : *Pour une mort plus humaine*, expérience d'une unité hospitalière de soins palliatifs; Inter Editions.

ADONIS C. : *Le regard d'une infirmière*, Plon.

ABREZOL Raymond : *Vaincre par la sophrologie*; Ed. Soleil.

ANCELIN SCHUTZENBERGER Anne : *Vouloir guérir, l'aide au malade atteint d'un cancer*; Erès la Méridienne.

ARIES Philippe : *L'homme devant la mort*; 2 volumes, Seuil.

ARIES Philippe : *Images de l'homme devant la mort*; Seuil.

ARIES Philippe : *Essai sur l'histoire de la mort en Occident*; Seuil.

ARIES Ph., DOLTO F., MARTY F., RAIMBAULT G., SCHWARTZENBERG L. : *En face de la mort*; Privat.

ASSAGIOLI Roberto : *La Volonté libératrice; Le Hiérarch.*

Aspects de la violence dans les relations sexuelles; Vrin.

ATTALI Jacques : *L'ordre cannibale*; Grasset.

AUBENQUE Pierre : *Le problème de l'être chez Aristote*; PUF.

AURIOL Bernard : *Introduction aux méthodes de relaxation*; Privat.

AURIOL Bernard : *Yoga et psychothérapie*; Privat.

AVELINE Cl. : *Les mots de la fin*; Hachette.

BACH et TORBET : *Apprivoiser l'ennemi intérieur*; Le Jour.

BAECHLER Jean : *Les suicides*; Calmann-Lévy.

BAINES M., FRYDMAN G., VANIER T. : *Le cancéreux au stade terminal*; Medsi.

BALINT M. : *Le médecin, son malade et la maladie*; Payot.

BARRAL BARON André : *Naître, vivre et mourir aujourd'hui*; Cerf.

BARRAU Annick : *Socio-économie de la mort, de la prévoyance aux fleurs de cimetière.*

BARRERE Igor et LALOU E. : *Le dossier confidentiel de l'euthanasie*; Stock.

BAUDRILLARD Jean: *L'échange symbolique de la mort*; Gallimard.

BEAUVOIR Simone de : *Une mort très douce*; Gallimard.

BETTELHEIM Bruno : *Les blessures symboliques*; Gallimard.

BERGER M., HORTOLA F. : *Mourir à l'hôpital;* Le Centurion.

BERGERON Catherine : *Vivons, la vie est courte*; Grasset.

BERNE Eric : *Des jeux et des hommes*; Stock.

BETH Blandine : *L'acompagnement des mourants en milieu hospitalier*; Douin.

BICHAT X. : *Recherches physiologiques sur la vie et la mort*; Marabout.

BOISBOURDAIN Marie-Claude : *Comment la violence vient aux enfants ?* Casterman.

BONNARD Marc et LE DRU Elisabeth : *Les rituels de mort dans la Chine ancienne*; Dervy-Livres.

BOURDEAU L. : *Le problème de la mort, ses solutions imaginaires et la science positive*; Félix Alcan.

BOUREAU F. : *Pratique du traitement de la douleur*; Doin.

BOYESEN Gerda : *Entre Psyché et Soma*; Payot.

BOWLBY John : *Attachement et perte*; PUF.

tome 1 : "L'attachement"; tome 2 : "La séparation, angoisse et colère"; tome 3 : "La perte".

BREHANT Jacques : *Thanatos, le malade et le médecin devant la mort*; Laffont.

BROWN N. : *Eros et Thanatos*; Denoël.

BRUSTON R. : *De la méthode Vittoz à la psychologie des profondeurs*; Epi.

CABIROL Claude : *La condition des personnes âgées*; Privat.

CADART Bruno : *En fin de vie*; Centurion.

CALLWOOD June : *Un dernier printemps*; Stanké.

CALONI Michel : *Vivement la retraite*; Seuil.

CAMERON Jean : *Le chant de mes jours, un temps pour vivre, un temps pour mourir*; Bellarmin.

CASTETS B. : *La mort de l'autre*; Privat.

CASTETS B. : *La loi, l'enfant et la mort*; Fleurus.

CENTASSI René, GRELLET Gilbert : *Tous les jours de mieux en mieux*, Emile Coué et sa méthode réhabilités; Laffont.

CERRUTI François-Régis : *L'Euthanasie;* Privat.

CESBRON G. : *La regarder en face*; Laffont.

CESBRON G. : *Mourir étonné*; J'ai lu.

CHAUCHARD Louise : *Pardon ma mère pour cette mort-là*; Editions ouvrières.

CHAUCHARD Paul : *La mort*; P.U.F.

CHAUNU Pierre : *La mort à Paris aux XVIe, XVIIe, XVIIIe siècles*; Fayard.

CHORON J. : *La mort et la pensée occidentale*; Payot.

CHOPRA Deepak Dr : *Vivre la santé*; Stanké.

CHOPRA Deepak Dr : *La guérison ou Quantum Healing*; Stanké.

CORNIGLION M.R. : *Vaincre la mort*; Gallimard.

COSTA DE BEAUREGARD Olivier : *Le second principe de la science du temps*; Seuil.

COUE Emile : *Oeuvres complètes*; Astra.

COUE Emile : *La maîtrise de soi-même par l'autosuggestion consciente*; Marabout.

COUSINS Norman : *La volonté de guérir*; Seuil.

COUVREUR Chantal : *Les soins palliatifs*; Mac Graw-Hill.

CREPET André : *Aider à mieux vivre la mort; Chronique sociale.*

CYRULNIK Boris : *Sous le signe du lien*; Hachette.

DEBRAY J.-R. : *Le malade et son médecin*; Flammarion.

DEJOURS C. : *Le corps entre la biologie et la psychanalyse*; Payot.

DELISLE-LAPIERRE Isabelle : *Vivre son mourir; de la relation d'aide aux soins palliatifs*; Ed. de Mortagne.

DELISLE-LAPIERRE Isabelle : *Survivre au deuil; l'intégration de la perte*; Paulines.

DELUMEAU Jean : *La peur en Occident*; Fayard.

DEMIEVILLE Paul : *Poèmes chinois d'avant la mort*; Jean-Pierre Diény -L'Asiathèque.

DESCAMPS Marc-Alain : *Ce corps haï et adoré;* Sand/Chou.

DESCAMPS Marc-Alain : *L'invention du corps*; PUF.

DESCAMPS Marc-Alain : *La langage du corps et la communication corporelle*; PUF.

DESCAMPS Marc-Alain, CAZENAVE Michel, FILLIOZAT Anne-Marie : *Psychothérapies transpersonnelles*; Trismégiste.
DESCAMPS Marc-Alain, ALFILLE Lucien, NICOLESCU Basarab : *Qu'est-ce que le Transpersonnel ?* Trismégiste.
DESJARDINS Arnaud : *Pour une mort sans peur*; La Table Ronde.
DESOILLE Robert : *Le rêve éveillé dirigé*; PUF.
DESOILLE Robert : *Théorie et pratique du rêve éveillé dirigé*; Mont-Blanc.
DES PLACES Edouard : *La religion grecque*; Picard.
DESPROGES P. : *Vivons heureux en attendant la mort*; Seuil.
DESTREM Hugues : *La vie après 50 ans*; Centurion.
DESTREM Hugues : *Les clés de la longévité*; Centurion.
Deuils, vivre c'est perdre; Autrement n° 128.
DIEL Paul : *La peur et l'angoisse*; Payot.
DINE Lyliane : *Vivre la mort*; Desclée de Brouwer.
DOLTO Françoise, MARTY, SCHWARZENBERG L. : *En face de la mort*, Privat.
DONNARS Jacques : *Vivre*; Sand/Tchou.
DONNARS Jacques : *La Transe, technique d'épanouissement*; Sand.
DRUET Ph. : *Pour vivre sa mort*; Lethielleux/Le Sycomore.
DUHAMEL Georges : *Paroles de médecin*; Rocher.
EBERLEIN Gisela : *Guide pratique du training autogène*, méthode Schultz; Retz.
ELIAS Norbert : *La solitude des mourants*; Bourgeois.
ENSELME J. : *Mort et maladies à l'aube de l'humanité*; Camugli.
EPSTEIN Gérald Dr : *Visualisations de guérison*. Jouvence.
ERIKSON Erik H. : *Adolescence et crise : la quête de l'identité*; Flammarion.

ESPINEY P. d' : La psychothérapie du Dr Vittoz;
Pierre Téqui. "Etre touché, toucher et psychothérapie"; *A Dire* n° 6.
"Etre vieux, de la négociation à l'échange"; *Autrement* n° 124.
ETTINGER R. : *L'homme est-il immortel ?* Denoël.
FABIEN S. : *Messieurs les médecins, rendez-nous notre mort*; Albin Michel.
FABRE Nicole et MAUREY Gilbert : *Le rêve éveillé analytique*; Privat.
FABRE-LUCE Alfred : *La mort a changé*; Gallimard.
"Face à l'exclusion des mourants"; *Approches* n° 42, 1984.
FEIJO J., RENNER J.-P., MARCEL J.-L. : *Traité de sophrologie*, tome 3 Physiologie; Courrier du Livre.
FEIL Naomi : *Validation*; Ed. Pradel.
FERGUSON Marylin : *La révolution du cerveau;* Calmann-Lévy.
FERRARI P. : *Les séparations, de la naissance à la mort*; Privat.
FILLIOZAT Isabelle et ROUBEIX Hélène : *Le corps messager*; La Méridienne.
FILLIOZAT Isabelle : *Trouver son propre chemin*; Presses Pocket.
FILLIOZAT Isabelle : *L'alchimie du bonheur*; Dervy.
FOULQUES S. H. : *Psychothérapies et analyse de groupe*; Payot.
FOULQUES et ANTHONY : *Psychothérapie de groupe*; Epi.
FRANKL V. E. : *Découvrir un sens à sa vie*; Ed. de L'Homme.
FREUD S. : *L'avenir d'une illusion;* PUF. *Introduction à la psychanalyse*; Payot.
FREUD S. : *Malaise dans la civilisation*; PUF.
FREUD S. : *Métapsychologie : Deuil et mélancolie*; Gallimard.

FREUD S. : *La vie sexuelle*; PUF.

FREUD S. : "Au-delà du principe de plaisir"; in *Essais de psychanalyse,* Payot.

FROMM Erich : *Le coeur de l'homme*; Payot.

FROMM Erich : *La passion de détruire, anatomie de la destructivité humaine*; Laffont.

GAUVIN-PICARD Annie et PICARD-LEANDRIE Evelyne : *La douleur chez l'enfant*; Mac Graw-Hill.

GEBEROVICH Ferando : *Une douleur irrésistible : sur la toxicomanie et la pulsion de mort*; Interéditions.

GENTIS R. : *Leçons du corps*; Flammarion.

GERIN P. : *L'évaluation des psychothérapies*; PUF.

GERIN Dr J. et WAUTELET B. : "Deuil et dépression chez le vieillard"; in *Le Vieillard et la Mort;* Ed. Cam.

GNOLI G. et VERNANT J.-P. : *La mort, les morts dans les sociétés anciennes*; Maison des Sciences de l'homme.

GOMAZ Jean-Marie : *Soigner à domicile des malades en fin de vie*; Cerf.

GREEN André : *Pulsion de mort, narcissisme négatif, fonction désobjectivante*; in La Pulsion de mort; PUF.

GRODDECK G. : *Le livre du ça*; Gallimard.

GRODDECK G. : *Ça et moi*; Gallimard.

GROF Stanislav et HALIFAX Joan : *La rencontre de l'homme avec la mort;* Rocher.

GUERDON David : *Le rêve éveillé, initiation pratique*; Oniros.

GUILHOT Marie-Aimée et Jean : *Analyse, activation et action thérapeutique*; ESF.

GUILLAUMIN J. : *Pouvoirs du négatif dans la psychanalyse et la culture* ; Scyssel.

GUNTHER Bernard : *La relaxation sensorielle;* Ed. de L'Homme.

HALEY Jay : *Un thérapeute hors du commun*, Milton H. Erickson; Epi.

HALLUIN Maurice d' : *La mort, cette inconnue*; Beauchesne.

HAMBURGER J. : *La puissance et la fragilité*; Flammarion.

HARRICHAUX Pierre, ROUGIER G., PALIS M. : *Activités physiques et troisième âge*; Chiron.

HENNEZEL Marie de, MONTIGNY Johanne de : *L'amour ultime, psychologie et tendresse dans la traversée du mourir;* Stanké.

HEUSE G. : *Guide de la mort ;* Masson.

HEUVELMANS Bernard : *La suppression de la mort*; L'Arche.

HIRSCH Emmanuel, GOLDENBERG, HIGGINS, SALAMAGNE, SEBAG LANOE *Partir, l'accompagnement des mourants*; Cerf.

L'Homme devant la mort ; Seuil.

HORTALA F. et BERGER M. : *Mourir à l'hôpital*; Centurion.

HUBERT Jean-Pierre : *Traité de sophrologie,* tome 1 Origines et développement; Courrier du Livre.

HUBERT Jean-Pierre, ABREZOL Raymond : *Traité de sophrologie*, tome 2 Méthodes et techniques; Courrier du Livre.

HUXLEY Aldous : *Le meilleur des mondes*; Plon.

ILLICH Ivan : *Nemesis médicale* ; Seuil.

JACKSON Bruce, CHRISTIAN Diane : *Le quartier de la mort*; Presses Pocket.

JACOBSON Edmund : *Biologie des émotions, les bases théoriques de la relaxation*; ESF;

JAFFE Denis : *La guérison est en soi : des techniques psychologiques qui permettent de mieux se porter* ; Laffont.

JANKELEVITCH V. : *La mort* ; Flammarion.

JAULIN Robert : *La mort sara* ; Plon.

JOMAIN Christiane : *Mourir dans la tendresse*; Centurion.

JUNG C.G. : *Aïon, études sur la phénoménologie du Soi* ; Albin Michel.

Jusqu'à la mort, accompagner la vie; Groupe médical du C.P.E, Genève.

KRISTEVA Julia : *Soleil noir, dépression et mélancolie*; Gallimard.

KUBLER-ROSS Elisabeth : *Les derniers instants de la vie*; Labor et Fidès.

KUBLER-ROSS Elisabeth : *La mort, dernière étape de la croissance*; Rocher.

KUBLER-ROSS Elisabeth : *La mort et l'enfant; Tricorne*.

KUBLER-ROSS Elisabeth : *Vivre avec la mort et les mourants*; Tricorne.

KUBLER-ROSS Elisabeth : *La mort est un nouveau soleil* ; Rocher.

KUBLER-ROSS Elisabeth : *La mort*; Edit. Québec-América.

KUBLER-ROSS Elisabeth : *La mort, la vie;* Rocher.

KUBLER-ROSS Elisabeth : *Le Sida, un défi à la société*; Inter-Editions.

KUBLER-ROSS Elisabeth : *Le Sida, un ultime défi à la société*; Stanké.

KYRIA P. : *La mort blanche*; Fayard.

LA FORESTERIE : *Amour en fin de vie*; Hommes et Techniques.

LAMBOY Bernadette : *La mort réconciliée*; Séveyrat.

LANDSBERG P. L. : *L'expérience de la mort*; Seuil.

LAPLANCHE Jean : *Vie et mort en psychanalyse*; Flammarion.

LAPLANCHE Jean : *La pulsion de mort dans la théorie sexuelle*; in La Pulsion de mort; PUF.

LAPIERRE Ruth M. : *L'Alzheimer, vivre avec l'espoir*; Tchou.

LAPRADE Francine : *L'accueil en Long Séjour*. Mémoire inédit.

LAUVERGNE H. : *De l'agonie et de la mort* ; Baillière.

LEIBOWITCH Jacques : *Un virus étrange venu d'aileurs, le Sida* ; Grasset.

LEPRINCE Philippe : *Journal de sa mort* ; Nouvelle Cité.

LESHAN Lawrence : *Vous pouvez lutter pour votre vie, les facteurs psychiques dans l'origine du cancer*; Laffont.

LEVINAS Emmanuel : *Dieu, la mort et le temps*; Grasset.

LEVINAS Emmanuel : *Ethique et infini*; Fayard.

LEVINE Stephen : *Qui meurt ?* Ed. Souffle d'Or.

LEVINE Stephen : *Sur le fil, rencontres au seuil de la mort à l'usage des vivants*; Ed. Souffle d'Or.

LONGUEVILLE Lionel : *L'art et les manières du mieux vieillir* ; Centurion.

LORENZ Konrad : *L'agression, une histoire naturelle du mal;* Flammarion.

MALLET Marie : "Présentation d'Elisabeth Kübler-Ross"; in La Mort à Dire, *A Dire* n° 5.

MANNONI Octave : *Des psychanalystes parlent de la mort;* Tchou.

MARAIS Jean : Interview, in "La Mort à Vivre", *Autrement*, février 1987.

MARKALE Jean : *Contes de la mort des pays de France*; Albin Michel.

MARTIN Eric et JUNOD Jean-Pierre : *Précis de gériatrie* ; Masson.

MARTINO Bernard : *Voyage au bout de la vie, deux années d'enquête sur les choses de la mort ;* Balland.

MAETERLINCK M. : *La mort;* Fasquelle.

MATHE G. : *Le temps d'y penser* ; Stock.

MATHIEU-CASTELLANI : *Emblèmes de la mort, le dialogue de l'image et du texte* ; Nizet.

MAURIAC François : *Nouveaux mémoires intérieurs*; Flammarion.

MENAHEM Ruth : *La mort apprivoisée* ; Ed. Universitaires.

MENAHEM Ruth : "Parlons-en, tant qu'il fait beau", in "La Mort à Vivre", *Autrement,* février 1987.

MICHAEL Salim : *Le yoga, la vie et la mort;* Salim Michael.

MILLIEZ P. : *Du bon usage de la vie et de la mort;* PUF.

MISHARA Brian L. et RIEDEL Robert G.; *Le vieillissement;* PUF.

MONNERET Simon : *Vivre sa mort;* Denoël.

MONTAGNER Hubert : *L'attachement, les débuts de la tendresse;* Odile Jacob.

MONTIGNY Johanne de, cf HENNEZEL Marie de : *L'amour ultime;* Stanké.

MORIN Edgar : *L'homme devant la mort;* Corréa-Flammarion.

MORIN Edgar : *L'homme et la mort;* Seuil.

MORRIS D. : *Le singe nu,* Le Livre de Poche.

MOURET et FROGER : *Symbolisme de l'image et anthropologie;* Présence.

MOUREN-MATHIEU Anne-Marie : *Soins palliatifs, approche globale des malades atteints de cancer en phase terminale;* Presses de l'Université de Montréal.

La Mort à Dire; *A Dire* n° 5. "La Mort à Vivre"; *Autrement,* février 1987.

MOYNE-LARPIN Yolande : *Musique pour renaître, musique et musicothérapie pour adolescents et personnes âgées*; Epi et Desclée de Brouwer.

MURPHY Joseph : *Exploitez la puissance de votre subconscient;* Tchou.

M'UZAN Michel de : *De l'art à la mort;* Gallimard.

NOLL Peter : *Choisir sa mort;* Albin Michel.

OLIENDO-WEBER Silvana : *La diagonale suicidaire;* L'Harmattan.

PAGES Max : *L'Orientation non-directive en psychologie et en psychologie sociale;* Dunod.

PARKES Murray : *L'équipe hospitalière, le malade et sa famille face aux difficultés des phases terminales;* St Christopher Hospice.

PASTUREAU Monique : *La vie à mort;* Presses de la Renaissance.

PERUCHON Mario, RENAULT Annette : *Destins ultimes de la pulsion de mort, figures de la vieillesse;* Dunod.

PICAT Jean : *Violences meurtrières et sexuelles;* PUF.

PILLOT J. : "Besoins psychologiques du malade et de sa famille en phase terminale"; in *Soins palliatifs en cancérologie et à la phase terminale.*

PINGUET Maurice : *La mort volontaire au Japon*; Gallimard.

POLETTI Rosette : *La mort restituée;* Labor et Fides.

POLETTI Rosette : *Les soins infirmiers, théories et concepts*; Centurion.

PORTAIL Jean : *Savoir mourir;* SOS.

PORTES Louis : *Du consentement du malade à l'acte médical, à la recherche d'une éthique médicale;* Masson.

La Pulsion de mort (premier symposium de la Fédération Européenne de Psychanalyse, Marseille 1984); PUF.

Qu'est-ce que l'euthanasie ? Approches.

RAIMBAULT Emile : *La délivrance, le médecin devant la mort*; Mercure de France.

RAIMBAULT Ginette : *L'enfant et la mort;* Laffont.

RAM-DASS : *How can I help ?* Rider.

RANK Otto : *Le traumatisme de la naissance;* Payot.

RAPIN Charles-Henri : *Soins palliatifs, mythe ou réalité ?* Payot.

RAPIN Charles-Henri : *Fin de vie, nouvelles perspectives pour les soins palliatifs;* Payot.

REBOUL Hélène : *Vieillir, un projet pour vivre;* Chalet.

RECHARDT Eero : "Les destins de pulsion de mort; A propos de l'interprétation de la pulsion de mort"; in *La Pulsion de mort;* PUF.

REGNIER Jêrome : *L'Etat est-il maître de la vie et de la mort ?* Centurion.

La relaxation, son approche psychanalytique (FEDIDA, SAPIR...); Dunod.

Remember, ici et maintenant; Robert Dumas.

REVERDIN C., POLETTI, ROSSET, GONSALVES : *La mort restituée*, Labor et Fides.

Rites de la mort; Musée de l'homme.

ROGERS Carl : *Le Dévelopement de la personne;* Dunod.

ROMEY Georges : *Rêver pour renaître, les rêves de franchissement du seuil;* Laffont.

ROSSINI Stéphane, SCHUMAN-ANTELME Ruth : Neter, *Dieux d'Egypte;* Trismégiste.

ROSTAND Edmond : *La dernière nuit de Don Juan;* Fasquelle.

RUFFIE Jacques : *Le sexe et la mort;* Ed. Odile Jacob.

RUTOT A. et SCHAERER M. : *Le mécanisme de la survie, explication scientifique des phénomènes métaphysiques;* Félix Alcan.

SABATIER R. : *Dictionnaire de la mort;* Albin Michel.

SALMANOFF A. : *Secrets et sagesse du corps, médecine des profondeurs;* Table Ronde.

SARANO J. : *Le médecin devant la mort; jusqu'où prolonger la vie ?;* Desclée de Brouwer.

SARDA François : *Le droit de vivre et le droit de mourir;* Seuil.

SARNOFF-SCHIFF H. : *Parents en deuil;* Laffont.

SATTILARO A. J. : *Rappelé à la vie, une guérison du cancer;* Calmann-Lévy.

SAUNDERS Cicely, BAINES Mary : *La vie aidant la mort, thérapeutiques antalgiques et soins palliatifs en phase terminale;* Medsi.

SAVATOFSKI Joël et PRAYEZ Pascal : *Le toucher apprivoisé, pour une approche différente du soigné*; Lamarre Pourain.

SHAERER R. et autres : *Soins palliatifs en cancérologie et à la phase terminale;* Doin.

SCHIFF H. S. : *Parents en deuil;* Laffont.

SCHOPENHAUER : *Métaphysique de l'amour, Métaphysique de la mort;* 10/18.

SCHULTZ J.H. : *Le training autogène, méthode de relaxation par auto-décontraction concentrative;* PUF.

SCHULTZ J.H. et LUTHE W. : *Les techniques autogènes;* Vigot.

SCHWARTZENBERG Léon : *Requiem pour la vie;* Le Pré aux Clercs.

SCHWARTZENBERG Léon et VIANSSON-PONTE Pierre : *Changer la mort;* Albin Michel.

SEBAG-LANOE Renée : *Mourir accompagné;* Desclée de Brouwer.

SHAKTI-GAWAIN : *Vivez dans la lumière, guide de transformation personnelle et planétaire;* Ed. Souffle d'Or.

SEGAL Hanna : "De l'utilité clinique du concept d'instinct de mort"; in *La pulsion de mort;* P.U.F.

SIMONTON Carl Dr : *Guérir envers et contre tout;* Epi.

SIMONTON Stéphanie : *La famille, son malade et le cancer;* Ed. Epi.

SINGER C. : *Les âges de la vie;* Albin Michel.

Soins apportés aux mourants; Comité Européen de santé publique, Berger-Levrault.

Soins palliatifs en cancérologie et à la phase terminale. La Solitude ça s'apprend ! L'expérience du veuvage racontée par celles qui la vivent; Georg.

SOLJENITSYNE A. : *Le pavillon des cancéreux;* Julliard.

SONTAG Susan : *La maladie comme métaphore;* Seuil.

SORANO J. : *Le médecin devant la mort;* Desclée de Brouwer.

SPORKEN P. : *Le droit de mourir;* Desclée de Brouwer.

STEINER Claude : *Des scénarios et des hommes;* Epi.

STEVENS Marion Keith : *Nursing du troisième âge; Saunders. Suicide et droit à la mort*; Concilium n°199, 1985, Beauchesne.

"Les Suicides"; *Cahiers de recherche éthique* n° 11, Fides. *Suicide et tentatives de suicide aujourd'hui*; Doin.

SWERTZ P. : *Eléments de sociologie hospitalière*; Centurion.

TAVERNIER Monique : *Cet homme précaire qui ne sait plus guérir*; La Méridienne.

TERESA Mère : *La joie du don;* Seuil.

Thanatologie; Société de Thanatologie.

THIBAULT Odette : *La maîtrise de la mort;* Ed. Universitaires.

THIBAULT Odette : *Cris pour une mort civilisée;* Alain Moreau.

THIBAULT Odette : *La mort hospitalière;* Chronique sociale.

THOMAS Louis-Vincent : *La mort en question;* L'Harmattan.

THOMAS Louis-Vincent : *Anthropologie de la mort*; Payot.

THOMAS Louis-Vincent : *La mort africaine;* Payot.

THOMAS Louis-Vincent : *Rites de mort, pour la paix des vivants;* Fayard.

THOMAS Louis-Vincent : *La mort aujourd'hui;* Fayard.

THOMAS Louis-Vincent : *Le cadavre;* Complexe.

THUILLIER J. : *La médecine et la mort;* Calmann-Lévy.

TOLSTOI Léon : *Les trois morts;* Livre de poche.

TOULAT Jean : *Faut-il tuer par amour ? L'euthanasie en question;* Pygmalion.

TOURNIER P. : *Vivre à l'écoute;* Cause.

TOURNIER P. : *Face à la souffrance;* Labor et Fides.

"Vaincre la peur"*; Itinéraires* n° 2, Albin Michel.

VARENNE J.M. : *La relaxation;* M.A. Editions.

VARIGNY Henry de : *La mort et le sentiment;* Félix Alcan.

VASSE Denis : *Le poids du réel et de la souffrance*; Seuil.
VELDMAN Frans : *L'haptonomie, science de l'affectivité*; PUF.
VERSPIEREN Patrick : *Face à celui qui meurt, euthanasie, acharnement thérapeutique, accompagnement;* Desclée de Brouwer.
Le Vieillard et la Mort; Centre d'aide aux mourants.
VIMORT Jean : *Ensemble face à la mort, accompagnement spirituel;* Centurion.
VIORST Judith : *Les renoncements nécessaires;* Laffont.
VOOGD de A. : *La vie goutte à goutte;* Cerf.
VOVELLE Michel : "La peur de la mort a-t-elle une histoire ?", in *La Mort à Vivre*.
VOVELLE Michel : *La mort et l'Occident de 1300 à nos jours;* Gallimard.
VOVELLE Michel : *La mort autrefois;* Gallimard.
WATZLAWICK P. : *Faites vous-même votre malheur;* Seuil.
WATZLAWICK P. : *Comment réussir à échouer;* Seuil.
WEBER Silvana : *L'acte suicide;* Hommes et Groupe.
WINCKLER Valérie : *La mort si proche;* Centurion.
WOLFF Etienne : *Les chemins de la vie*; Hermann.
YOURCENAR Marguerite : *Les mémoires d'Hadrien;* Plon.
ZIEGLER Jean : *Les vivants et les morts;* Seuil.
ZITTOUN Robert et LILLIESTIERNA Christina : *"Docteur, pour la première fois nous avons parlé le même langage" ! dit Christina;* Hachette.
ZORZA R. M. : *Que notre joie demeure !*; Acropole.

TABLE ANALYTIQUE

609305 - Juin 2015
Achevé d'imprimer par
1livre.com
du rêve à la réalité !

Made in United States
Orlando, FL
04 November 2026

90201017R00164